社区老年人跌倒预防控制技术指南

U0237352

编 著

国家卫生健康委疾病预防控制局

中国疾病预防控制中心慢性非传染性疾病预防控制中心

人民卫生出版社

·北京·

图书在版编目（CIP）数据

社区老年人跌倒预防控制技术指南 / 国家卫生健康委疾病预防控制局，中国疾病预防控制中心慢性非传染性疾病预防控制中心编著. — 北京：人民卫生出版社，2021.11

ISBN 978-7-117-32380-2

Ⅰ. ①社…　Ⅱ. ①国…　②中…　Ⅲ. ①老年人 – 猝倒 – 预防（卫生）– 指南　Ⅳ. ①R592.01-62

中国版本图书馆 CIP 数据核字（2021）第 230313 号

人卫智网　www.ipmph.com	医学教育、学术、考试、健康，购书智慧智能综合服务平台
人卫官网　www.pmph.com	人卫官方资讯发布平台

社区老年人跌倒预防控制技术指南
Shequ Laonianren Diedao Yufang Kongzhi Jishu Zhinan

编　　著： 国家卫生健康委疾病预防控制局
　　　　　中国疾病预防控制中心慢性非传染性疾病预防控制中心
出版发行： 人民卫生出版社（中继线 010-59780011）
地　　址： 北京市朝阳区潘家园南里 19 号
邮　　编： 100021
E - mail： pmph @ pmph.com
购书热线： 010-59787592　010-59787584　010-65264830
印　　刷： 廊坊一二〇六印刷厂
经　　销： 新华书店
开　　本： 787×1092　1/16　　**印张：** 9
字　　数： 132 千字
版　　次： 2021 年 11 月第 1 版
印　　次： 2021 年 12 月第 1 次印刷
标准书号： ISBN 978-7-117-32380-2
定　　价： 46.00 元

《社区老年人跌倒预防控制技术指南》

编写委员会

主 审 王临虹 郭浩岩

主 编 段蕾蕾 耳玉亮

编 委 （按姓氏笔画排序）

马新颜	邓 晓	叶鹏鹏	耳玉亮	孙 亮
纪翠蓉	李令岭	杨 泽	杨明辉	吴丽瑶
何忠杰	汪 媛	张 磊	张晓华	陆治名
陈文瑛	罗椅民	金 叶	孟瑞琳	赵 鸣
钟节鸣	段蕾蕾	姜 玉	夏庆华	矫 玮

前　言

跌倒是我国老年人面临的主要健康威胁之一，已成为严重的公共卫生问题。现有数据表明，跌倒分别是我国老年人因伤害就诊、发生创伤性骨折、因伤害死亡的首位原因。跌倒还可导致老年人残疾的发生，影响老年人的身心健康和生活质量，占用了大量的医疗卫生资源。第七次全国人口普查数据显示，2020 年我国 60 岁及以上人口数达 2.64 亿，占全国总人口的 18.7%，与 2010年相比占比上升 5.44%。在我国人口老龄化程度不断加深的背景下，跌倒将是现阶段我国老年人面临的重要健康威胁，开展老年人跌倒预防工作十分重要且迫切。

老年人跌倒是可以预防的。国内外大量科学研究和实践均证明，通过采取科学防控策略措施，针对影响老年人跌倒发生的因素进行干预，可以降低老年人跌倒的发生风险和严重程度，减轻跌倒导致的疾病负担。部分发达国家已通过积极开展针对社区居住老年人的跌倒预防工作，减少了老年人跌倒的发生。我国系统地开展老年人跌倒预防工作仍在起步阶段，相关科学研究和实践多集中在经济较发达地区。老年人健康服务提供者缺乏预防老年人跌倒的专业知识和技能，通常仅能对老年人提供简单的预防跌倒健康教育，预防老年人跌倒服务尚未被很好地整合到现有老年人健康服务体系中，无法满足老年人对预防跌倒的需求。

《"健康中国 2030"规划纲要》《健康中国行动（2019—2030 年）》等政策中明确提出了开展预防老年人跌倒工作的要求。为进一步促进预防社区老年人跌倒工作的开展，为相关工作人员提供技术支持，国家卫生健康委疾病预防控制局委托中国疾病预防控制中心慢性非传染性疾病预防控制中心组织专家编写了《社区老年人跌倒预防控制技术指南》（以下简称《指南》），主要供开展社区预防老年人跌倒相关工作人员参考使用。

　　本《指南》从公共卫生的视角出发，总结了国内外老年人跌倒防控的证据和经验，系统介绍了老年人跌倒的概念、流行情况、危险因素、防控策略措施和社区组织实施等方面的内容，重点从老年人跌倒风险评估、健康教育、运动锻炼、环境改善、管理用药、跌倒后应急处置等方面，为开展社区老年人跌倒预防工作者提供技术指导，帮助老年人健康服务提供者提升预防跌倒相关知识和技能水平。

本书编委会

2021 年 11 月

目 录

一、跌倒定义和老年人跌倒的流行情况

（一）跌倒定义

世界卫生组织将跌倒定义为一个人倒在地面、地板或其他较低平面上的非故意事件。《国际疾病分类第十一次修订本（ICD-11）》将跌倒分为三类：①在同一平面或低于 1 米的高处非故意跌倒 / 跌落；②从 1 米或 1 米以上的高处非故意跌落；③从未特指的高度非故意跌落。

（二）老年人跌倒的流行情况

老年人是跌倒高危人群。跌倒是老年人疼痛、残疾、丧失独立性和过早死亡的主要原因。全球范围内，65 岁及以上老年人中每年约有 28%～35% 的人跌倒，70 岁及以上老年人中每年约有 32%～42% 的人跌倒。跌倒导致的伤残造成了严重的医疗负担。据芬兰和澳大利亚研究显示，对于 65 岁及以上老年人，每一次跌伤的平均医疗费用分别为 3 611 美元和 1 049 美元。美国相关研究显示，2015 年美国老年人跌倒的直接医疗费用超过 310 亿美元

跌倒是中国 65 岁及以上老年人因伤害死亡的首位原因。据全国死因监测数据显示，2019 年 65 岁及以上老年人跌倒死亡率为 67.74/10 万人，其中男性和女性跌倒死亡率分别为 68.44/10 万人和 67.11/10 万人，城市老年人和农村老年人跌倒死亡率分别为 64.48/10 万人和 69.44/10 万人。跌倒也是中国 60 岁及以上老年人因伤害就诊的首位原因。有荟萃研究显示，中国老年人的跌倒发生率约为 18.3%。因跌倒导致的伤残同样给中国老年人带来了严重的经济负担。有研究报道，中国老年人因跌倒造成的平均住院费用为 1 768 美元，最高可达 3 812 美元。

（三）老年人跌倒的危害

跌倒可造成软组织损伤、关节扭伤、脱位、骨折、颅脑损伤和多器官损伤

等，严重影响老年人的身心健康和生活质量。据第四次中国慢性病及其危险因素监测调查数据显示，在发生过跌倒的 60 岁及以上老年人中，52.6% 出现受伤情况，女性跌倒后受伤的比例（54.8%）高于男性（49.6%），发生损伤的主要类型为擦伤 / 挫伤（53.6%）、手 / 手臂骨折（12.5%）、头部受伤（8.0%）、髋部骨折（7.3%）。骨折是老年人跌倒造成的常见损伤类型，多见于脊柱、上肢、髋部和肩部等部位，其中髋部骨折给老年人带来的危害最大。有研究显示，约 95% 的老年人髋部骨折是由跌倒所致，80 岁及以上老年人跌倒后发生髋部骨折的比例为 12.4%。

老年人跌倒后易出现长时间伏地。有研究表明，约 30% 的老年人跌倒后会伏地达一小时或更长。无论老年人是否受伤，长时间伏地都易造成并发症，例如肾脏功能损害、肺炎、低体温、脱水，甚至死亡。老年人严重跌伤还需要住院治疗和卧床休息，长期卧床容易导致肌肉废用性萎缩，关节挛缩、粘连和骨质疏松，易出现褥疮、坠积性肺炎和泌尿道感染等并发症。此外，部分老年人会在站立或行走时产生紧张、焦虑等负面心理状态，形成害怕跌倒心理。国外有研究报道表明，老年人害怕跌倒发生率在 3% ~ 85% 之间，约 50% 没有跌倒史的老年人存在害怕跌倒心理。国际多项研究已证实，女性害怕跌倒的发生率要高于男性，经历过严重跌伤的老年女性更容易出现害怕跌倒心理。跌倒造成的身体伤害导致老年人相关生理功能短期或长期下降或缺失，而害怕跌倒又容易促使老年人降低体力活动水平，这些都会对老年人的生活状态和生活质量产生负面影响，也会降低老年人生活自理的信心，产生脆弱无助感，导致社会隔离增加和社会认同损害。

二、老年人跌倒的
危险因素

影响老年人跌倒的因素主要包括生物因素、行为因素、环境因素和社会经济因素等（常见的老年人跌倒危险因素见附录2）。老年人跌倒的发生通常不是由单一因素导致，而是多种因素相互作用的结果。老年人具有的跌倒危险因素越多，跌倒风险越大。

（一）生物因素

1. 年龄

随着年龄增长，老年人跌倒发生率和死亡率均有所增加。衰老所导致的神经、运动等系统功能的下降，患病增加等可能是跌倒发生风险增加的重要原因。

2. 性别

老年女性比老年男性更容易发生跌倒，跌倒后更容易骨折。其原因可能是女性倾向于使用多种药物，在衰老过程中骨骼肌肉系统问题相对男性更为常见，且老年女性往往不重视力量锻炼，因而丧失了延缓骨骼肌肉系统功能下降的机会。绝经后雌激素水平下降导致老年妇女的骨质疏松患病比例高于男性，增加了跌倒后发生骨折的风险。

3. 神经、运动系统功能

（1）感觉

跌倒和视力、对比敏感度、立体视觉或视野之间有显著关联。视力敏感度和对比度下降会阻碍老年人识别环境中的危险因素，视觉功能降低会影响平衡能力，造成跌倒风险增加。

中度或以上听力障碍者与正常听力者相比，跌倒发生风险增加。当视力、听力下降影响到交流时还会造成老年人沮丧和焦虑心理，从而增加跌倒的风险。

本体感觉与位置体位的稳定性有关。本体感觉障碍时，老年人跌倒风险增加。下肢本体感觉障碍的老年人行走时的稳定能力和跨越障碍能力下降，导致其跌倒风险增加。

前庭功能在维持躯体平衡过程中发挥重要作用，具有在运动过程中控制视力稳定的作用。前庭功能的减退，对老年人平衡能力影响较大，增加跌倒风险。

（2）信息处理能力

神经系统功能随着人体衰老而有所衰退。大脑中枢处理信息的能力下降，对感受到的信息出现简化、削弱的现象，反应时间相应延长，协同运动能力下降，影响人体对接收到的跌倒相关信息进行分析，从而降低了发出应对跌倒指令的质量，使跌倒风险增加。

（3）骨骼肌肉

老年人骨骼、关节、韧带及肌肉的结构、功能损害和退化均会降低人体的稳定能力，是引发跌倒的常见原因。进入老年后，肌细胞数量减少，肌力逐渐衰退。老年人背肌力、下肢肌力明显降低，核心肌力下降，平衡能力也随之降低，从而增加老年人跌倒风险。下肢的退行性关节炎和劳损可导致步态异常和肌力下降，关节稳定性降低，这些功能退化会影响老年人的活动能力、步态的敏捷性、肌肉力量和耐受性，使老年人举步时抬脚不高、行走缓慢、不稳，导致跌倒风险增加。40岁后，人体骨量随年龄增加而下降，骨质疏松症及骨折发生率随年龄增加而上升，大多数老年人骨折是因跌倒造成的。

（4）平衡能力

平衡能力是跌倒发生的重要影响因素。老年人的平衡能力下降较为显著。与20岁时相比，70岁的老年人平衡能力下降了70%～80%。人体能够在各种情况下保持平衡，依赖于中枢神经系统控制下的感觉系统和运动系统的参与、互相作用及合作。任何原因导致上述系统的功能损伤都可能导致人体平衡能力下降，跌倒风险增加。老年人由于衰老或疾病造成的视觉、本体感觉、前庭系统功能受损，关节（特别是下肢关节）活动障碍，肌肉力量减弱，反应时间延长等都可能影响人体平衡能力，使老年人难以通过身体调节避免跌倒。

（5）步行能力

步态是人体结构与功能、运动调节系统等在行走时的外在表现，可反映人的步行和行动能力。身体各种反射、肌肉力量和张力以及步长随着年龄的增长而下降。肌肉、关节障碍会直接影响老年人步态的生物力学，造成步态的稳定性及对称性下降。老年人遇到地面不平或湿滑状态下反应调节能力降低，为了维持平衡，步行速度减慢、步幅减短，而且更倾向于"扁平足"的着地方式，表现为身体姿势控制能力下降，机体定向反射功能下降，步高下降从而无法跨越障碍物，或者无法及时调整身体，导致跌倒风险的增加。

4. 疾病

（1）神经系统疾病

神经系统疾病会影响患者的认知、反应、平衡、协调等方面的能力，从而增加跌倒风险。脑卒中患者神经中枢系统受到影响，产生认知障碍、视觉功能下降等，进而影响躯体功能，导致平衡及运动功能障碍，易发生跌倒。脑卒中所致的偏瘫患者，其本体感觉、肌张力、肌肉控制能力均受到不同程度的损害，其运动和平衡能力下降或发生障碍，不能独立保持坐姿、站立和行走是造成跌倒的最主要原因之一。认知障碍可由多种原因造成，常见表现有记忆障碍、注意力障碍、执行功能障碍和空间位置觉障碍等。存在认知障碍的老年人，其注意力下降，无法对危险做出准确应对，同时将抽象思维转化为具体行动的能力下降，影响正常的运动输出；执行功能缺失也是影响正常步行及姿势控制的一个重要因素。这些因素均导致老年人跌倒风险增加。阿尔茨海默病或其他类型痴呆会导致老年人认知能力下降、步态异常，从而降低人体对外界环境的应对能力，导致跌倒。帕金森病及帕金森综合征、小脑功能不全的患者因平衡能力受损，也容易跌倒。

（2）心脑血管疾病

心脑血管疾病可造成心脏缺血，诱发头晕、心悸、心绞痛、胸闷等病症，导致跌倒。体位性低血压导致大脑暂时供血不足，引起短暂的头昏、眩晕、视物不清等，容易跌倒。老年高血压患者常合并心脑血管疾病、脑动脉供血不足，引起眩晕等情况，跌倒风险较大。冠心病往往并发心律失常，是导致晕厥继而发生跌倒的最常见原因之一。

（3）眼部疾病

患有眼部疾病的老年人视觉功能受损，对环境的观察和判断能力均有所下降，增加跌倒风险。影响老年人视觉功能的常见眼部疾病包括白内障、青光眼、黄斑病变、糖尿病视网膜病变等，这些眼部疾病造成老年人视物模糊、视野缺损、视敏度受损等，增加跌倒风险。

（4）骨骼关节疾病

老年退行性骨关节炎会引起关节疼痛、肿胀、僵硬，甚至关节畸形，从而导致肢体活动受限，容易发生跌倒。研究发现，骨性关节炎和类风湿关节炎患者的平衡能力和活动水平大幅下降，跌倒的风险显著增高。膝关节疼痛是女性多次跌倒的危险因素。足部疾病及足部脚趾的畸形等都会影响人体的平衡能力、稳定性、协调性，导致神经反射时间延长和步态紊乱。与无骨质疏松的老年人相比，骨质疏松的老年人跌倒后骨折的风险更高。

（5）精神类疾病

老年抑郁症患者由于注意力异常，同时可能伴有认知障碍，缺乏对周围事物的正确判断，进而影响行动能力，发生跌倒的风险有所增加。

（6）其他疾病

糖尿病因影响外周血管、损害神经功能，易合并血管及足部病变等，常发生步态异常、行走不稳等情况，发生跌倒的风险较大。老年人泌尿系统疾病或其他因伴随尿频、尿急、尿失禁等症状而匆忙去洗手间、排尿性晕厥等，也会增加跌倒风险。

5. 心理因素

沮丧、抑郁、焦虑、情绪不佳等心理问题均增加跌倒的风险。沮丧、焦虑等情绪可能会削弱老年人的注意力，潜在的心理状态混乱也和沮丧相关，都会导致老年人对环境危险因素的感知和反应能力下降。

有害怕跌倒心理的老年人发生跌倒的风险更高。害怕跌倒，也称跌倒恐惧，指在进行某些活动时为了避免跌倒而出现的自我效能或信心的降低。自我效能指个体对自己是否有能力去实施某一行为的期望，是人们对自我行为能力的认知与评价。跌倒的自我效能越低，害怕跌倒的程度越高。发生过和未发生过跌倒的老年人都可能存在害怕跌倒心理。跌倒和害怕跌倒互为因果，老年人由于害怕跌倒而减少户外活动和运动锻炼，使其肌肉力量等身体功能下降，从而增加了跌倒风险，跌倒又加重害怕跌倒的恐惧心理，形成恶性循环。

6. 跌倒史

与未曾发生过跌倒的老年人相比，过去发生过跌倒的老年人再次发生跌倒的风险更高。一次跌倒发生后，老年人既有的跌倒危险因素如没有被及时发现和干预，使其仍处于跌倒高风险，易再次发生跌倒。跌倒可造成一部分老年人身体功能进一步下降，并在心理上产生了对跌倒的担心和害怕，进而增加再次跌倒的风险。

（二）行为因素

1. 用药

药物可通过影响中枢神经系统功能、血压、步态、平衡、视觉等方面增加患者跌倒风险，如作用于中枢神经系统药物、作用于心血管系统药物、降糖药物、抗组胺类药物等（见附录4的附件4-1）。而对于老年人，各器官功能发生退行性变化，胃肠道吸收功能减弱、肝肾功能降低、营养状态下降等，致使药物在体内的药代动力学过程（吸收、分布、代谢、排泄）发生改变，个体间差异增加，用药风险亦随之显著增加。

本《指南》依据近年国内外循证研究结果，将增加跌倒风险药物分为强相关与弱相关，见表2-1。强相关药物包括苯二氮䓬类药物、抗精神病药物、抗抑郁药物、抗癫痫药物、髓袢利尿剂、强心苷类（洋地黄、地高辛）、阿片类药物以及多重用药等。

表 2-1 药物与跌倒相关性汇总表

影响程度	常见药物
强相关	苯二氮䓬类药物、抗精神病药物、抗抑郁药物、抗癫痫药物、髓袢利尿剂、强心苷类(洋地黄、地高辛)、阿片类药物、多重用药
弱相关	β受体阻滞剂、ACEI类(血管紧张素转换酶抑制剂)、ARB类(血管紧张素受体拮抗剂)、α受体阻滞剂、噻嗪类利尿药、抗心律失常药物、血管扩张药、沙坦类药物、抗帕金森药物、降糖药、抗组胺药、氨基糖苷类抗菌药物、胃肠解痉药

2. 行为生活方式

随着年龄增加，人体进入衰老阶段，各系统的生理功能普遍出现逐渐衰退的现象。老年人如果以静态生活方式为主，缺乏身体活动，则不能对神经、运动等系统产生适当的刺激和锻炼，其跌倒风险会有所增加。酒精摄入会影响老年人的认知能力和平衡能力，可增加跌倒风险。着装不合适也是增加老年人跌倒风险的因素，老年人穿着过紧、过松，长度不合适的衣裤，或穿鞋底不防滑、鞋跟过高、大小不合适的鞋以及赤脚走路等都可能增加老年人跌倒的风险。爬梯子、站在不稳的椅子上，进行超出身体运动能力的体力活动，日常生活活动时体位变化太快，不顾周围环境或注意力不集中等行为习惯都可能增加老年人跌倒风险。使用助行工具的老年人往往存在身体虚弱、平衡能力差、步态异常、患有某些疾病等跌倒危险因素，因此也表现出跌倒更易多发的特点。同时，不正确使用助行工具或使用不合适的助行工具也可能增加跌倒风险。

（三）环境因素

1. 室内环境

老年人跌倒多数发生在室内。室内环境的危险因素涉及地面、照明、障碍物、楼梯、家具等多个方面。常见室内环境的跌倒危险因素见表2-2。

表2-2　常见室内跌倒相关环境危险因素

位置	常见危险因素
地面	· 地面湿滑,特别是在卫生间、浴室、厨房、门厅等容易因有水造成湿滑的位置 · 地垫或地毯不固定,容易移位 · 台阶,门槛,地垫、地毯的隆起或卷边处,杂物、电线等障碍物
照明	· 室内照明的照度不足,或因照度过强而产生眩光 · 灯具开关位置不方便使用 · 晚间缺乏照明

位置	常见危险因素
楼梯	· 楼梯坡度过陡,台阶过高、过窄、破损 · 上下楼梯没有扶手,或者扶手不连贯、不稳定、不合适
扶手、支撑物	· 在卫生间、浴室、座椅、床等老年人需要起身的位置没有扶手或支撑物
家具	· 椅子、沙发等家具没有扶手,高度过高或过矮,不方便坐下和站起 · 座椅有轮子,不固定 · 家具摆放位置不合理,影响老年人在室内通行 · 储存日常用品的柜子过高或过低 · 在门厅或玄关无供换鞋用的坐凳 · 在床旁没有床头柜等

2. 室外环境

室外环境中路面不平或湿滑、灯光昏暗、地面铺装不合理、缺乏扶手或公共休息设施、拥挤等都可能增加老年人跌倒风险。低温雨雪天气也会增加老年人跌倒风险。穿过多的衣物可能会降低灵活性、延长反应时间,使老年人跌倒风险增加。降雨、降雪会引起路面湿滑,同时造成周围环境能见度下降,也会增加跌倒风险。

老年人对环境的适应力比较弱,跌倒发生是环境因素与老年人自身生理因素、行为因素互相作用的综合结果。开展社区老年人跌倒防控工作时,应在考虑老年人生理、行为特点的前提下,判断环境对跌倒发生的影响。

（四）社会经济因素

社会经济因素是指影响个人的社会条件和经济状况以及社会能力相关的因素,其往往不是导致老年人跌倒的直接原因,但却是影响老年人跌倒风险的宏观、深层次原因。老年人跌倒相关社会经济危险因素主要包括收入低、受教育水平低、居住条件差、独居、社会互动缺乏、社会服务和资源不足、医疗服务可及性差等。

三、社区老年人跌倒预防控制策略与措施

通过采取科学防控策略措施，老年人跌倒可以得到有效预防控制。预防老年人跌倒应按照三级预防策略，重点预防跌倒的发生。干预策略措施的选择和设计应基于循证原则，优先选择有高质量科学证据支持的干预措施，同时兼顾不同地区社会经济发展水平、可利用资源和干预工作实施者的工作能力等实际情况。资源有限时，可优先对跌倒高风险的老年人进行干预。

预防社区老年人跌倒应重视提升老年人自身的预防跌倒健康素养，加强老年人自身预防跌倒的知识技能水平，培养老年人的科学防跌倒行为习惯。开展社区老年人跌倒预防工作时需要多部门合作，根据老年人跌倒防控需求将老年人家属、照料者、社区工作者、老年人健康服务提供者、相关部门和机构的工作人员纳入老年人跌倒防控工作中。本部分将介绍社区老年人跌倒预防控制总体策略、跌倒风险评估，并分别从健康教育、运动锻炼、环境改善、管理用药、跌倒后处置等方面简述老年人跌倒防控的技术要点。众多防跌倒干预策略措施中，通过运动锻炼和环境改善预防老年人跌倒的研究证据最为充足，是世界卫生组织强烈推荐的预防老年人跌倒策略。

（一）预防控制策略概述

1. 老年人跌倒的三级预防

预防老年人跌倒应按照三级预防策略，既重视预防跌倒的发生，从源头上减少跌倒，又积极实施跌倒后的救治和康复，降低跌倒导致损伤的严重程度，提升老年人的生活质量。

（1）一级预防

老年人跌倒一级预防是指预防老年人跌倒和跌伤的发生。一级预防强调在跌倒未发生前针对跌倒影响因素采取措施，是预防跌倒的根本性措施。例如向老年人传授预防跌倒的知识和技能，让老年人通过运动锻炼的方式延缓其身体功能的下降，从降低跌倒风险的角度对老年人用药进行管理，对可增加其跌倒风险的疾病进行预防和治疗，同时还要培养老年人预防跌倒的行为习惯，并对老年人生活环境的安全状况进行改善。

（2）二级预防

老年人跌倒二级预防是为降低老年人跌倒发生后损伤严重程度而采取的措施。有些二级预防措施在老年人跌倒发生前已经实施，例如给老年人穿戴髋部防护垫，在跌倒发生时能起到一定的缓冲作用，降低跌倒后造成髋部骨折的风险。有些二级预防措施需要在跌倒发生后实施，例如老年人跌倒后根据其受伤情况给予止血、固定、心肺复苏等院前急救措施。

（3）三级预防

老年人跌倒三级预防目的在于减少老年人跌倒后残疾和死亡的发生，降低残疾的严重程度，促进功能恢复，提高生命质量。例如因跌倒导致髋部骨折的老年人，应根据病情和适应证及时进行手术治疗，并在术后积极进行康复。

2. 老年人跌倒预防的全人群策略和高危人群策略

（1）全人群策略

全人群策略指在整个人群中进行普遍预防，降低整个人群对跌倒危险因素的暴露水平，不区分个体跌倒风险高低，主要是通过健康促进实现。例如对环境进行适老化改造，去除环境中的跌倒相关危险因素，可使在该环境中生活的老年人跌倒风险降低；在社区公共场所张贴预防老年人跌倒的海报，播放预防老年人跌倒的健康教育视频，可提升观看者预防跌倒的知识和意识水平。全人群策略可以让社区老年人整体受益，但无法针对社区每个老年人实际存在的跌倒危险因素干预，其效果有限。

（2）高危人群策略

高危人群策略是针对跌倒高风险人群重点预防的策略，旨在消除或降低跌倒高危人群的某些危险因素，以降低其跌倒风险。例如可根据一定的跌倒风险评估标准，从社区老年人中筛选出跌倒高风险的老年人，进行优先干预，达到针对性预防跌倒的目的。跌倒高风险老年人本身存在较多或较明确的跌倒风险，其发生跌倒的可能性高于一般老年人群，应优先得到跌倒预防服务。与全人群策略相比，由于高危人群策略对干预对象的跌倒风险有一定的掌握，其干预措施更具有针对性，更具有成本效益。

预防社区老年人跌倒可采取"先分级，后干预"模式，即先在整个老年人群中进行跌倒风险筛查，根据老年人跌倒风险将其区分为跌倒高风险老年人和跌倒低风险老年人；对跌倒低风险老年人提供基本的预防跌倒服务，例如健康教育，定期评估跌倒风险等；对跌倒高风险老年人，进一步明确其具有哪些跌倒危险因素，并根据实施者现有资源，提供针对性更强的跌倒预防服务。老年人跌倒风险筛查和分级管理的工作模式兼顾了多数老年人和跌倒高风险老年人的预防跌倒需求，同时考虑到我国社区老年人口数量庞大且开展社区老年人跌倒预防服务资源和条件有限的现状，各地应综合考虑自身资源条件和老年人跌倒预防的需求，将全人群策略和高危人群策略相互结合与补充，提高防控效率。

3. 社区老年人跌倒干预的类型

预防控制老年人跌倒应针对已知的、可改变的跌倒危险因素展开。多数预防老年人跌倒的干预措施可归入健康教育、运动锻炼、环境改善、用药管理、疾病管理、行为调整等干预维度内。老年人跌倒干预项目可根据干预措施涉及上述干预维度的数量和针对影响因素的数量分为以下几类：

（1）单一因素干预

单一因素干预指针对某一个跌倒影响因素进行的干预。例如通过平衡能力锻炼以预防老年人跌倒发生。单一因素干预既可以针对个体实施，例如单独指导一位老年人进行平衡能力锻炼；也可以针对群体实施，例如组建平衡能力锻炼活动小组，以团队为单位进行干预。

（2）多因素干预

多因素干预指针对一个以上跌倒影响因素进行的干预，这些因素可以属于同一个干预维度，例如干预措施包括锻炼下肢力量和锻炼平衡能力，二者均属于运动锻炼维度；也可以属于多个干预维度，例如干预包括锻炼平衡能力和改造老年人家庭室内环境，前者属于运动锻炼维度，后者属于环境改造维度。针对不同维度内的多个因素进行干预时，老年人跌倒多因素干预又可分为以下两大类。

1）基于个体危险因素的多因素干预

基于个体危险因素的多因素干预指针对某个老年人一个以上的跌倒危险因素进行干预。此类干预需要先对老年人存在的跌倒危险因素进行评估，根据评估结果进行针对性的干预。参加干预的每个老年人因其跌倒风险不同，接受的干预措施也可能有所不同。

2）群体多因素干预

群体多因素干预指对某一老年人群整体实施相同的干预措施，这些干预措施针对一个以上且属于不同干预维度的因素进行干预。此类干预中，老年人群需接受统一、固定的干预措施，这些干预措施不是根据某一个老年人个体跌倒风险评估结果而设计的。例如某社区跌倒干预项目为小区所有 75 岁以上老年人家庭环境进行适老化改造，并进行 5 次健康教育讲座，组织为期 3 个月的平衡能力锻炼。

（二）跌倒风险评估

导致跌倒的因素复杂多样，根据危险因素制定针对性干预措施是预防老年人跌倒的基本思路，其效果已获充分证明。现有证据指出预防跌倒首先应对老年人进行跌倒风险评估。通过评估可确定跌倒风险水平、筛选出高风险人群和明确特定的危险因素，作为实施干预措施的基础和依据。识别出跌倒危险因素可使跌倒防控更加高效，在资源有限的情况下，对高风险人群和主要的危险因素进行优先、重点干预，可大大提高成本效益，起到事半功倍的效果。在不同时段对同一人群进行重复评估，还有助于掌握危险因素的变化情况和干预效果，对其进行动态管理。因此，在对社区老年人进行跌倒干预前，建议首先对老年人进行跌倒风险评估，尤其是有既往跌倒史的老年人。

为便于鉴别跌倒的危险因素，测量和评估跌倒风险，国内外学者研发出了多种老年人跌倒风险评估方法和工具。不同评估方法和工具各有优势和局限性，覆盖的跌倒危险因素维度不同，针对人群、所需评估资源等有所不同，目前尚未见到公认或通用的老年人跌倒风险评估工具。理想的评估方法和工具应具有简便易操作、评价结果准确可靠、对后续干预指导性强、耗时短等特征。在选择时，应综合考虑评估目的、可用资源和目标人群特征等因素。下面简要介绍几类在我国人群中进行过评价的评估方法和工具。

1. 跌倒史评估

有跌倒史的老年人再次跌倒的风险高于其他人群，因此，跌倒史是判断老年人跌倒风险的重要依据。可以通过询问老年人过去的跌倒情况，将有跌倒史的老年人作为高风险人群。询问跌倒史最基本的内容包括："过去 12 个月，老年人是否发生跌倒？跌倒几次？有无受伤？"由于老年人对"跌倒"一词的理解可能与评估人员不同，可对老年人简单解释"跌倒"一词的含义。例如可向老年人说明，跌倒包括滑倒、绊倒、摔倒、被碰倒等，既包括在同一平面上发生的跌倒，也包括从高处跌倒到低处。如果可能，应详细询问跌倒事件发生的地点、时间、行为活动、发生环境，跌倒前的先兆症状，跌倒时的意识状态和跌倒方式，跌倒后起身和受伤情况等，通过分析获得可能的危险因素，可为预防再次跌倒提供重要线索。

2. 平衡能力和生理功能评估

平衡能力和步态评估方法与工具是开发较早、数量较多且应用广泛的一类跌倒风险评估工具。应用较多的评估方法有计时起立 - 行走测试（timed up and go test，TUGT）、Berg 平衡量表（Berg balance scale，BBS）、Tinetti 平衡与步态量表（Tinetti performance oriented mobility assessment，Tinetti POMA）和 X16 老年人平衡能力测试量表（X16BS）等。TUGT 易于操作，耗时短且对评估者和评估条件的要求不高。BBS 因为与一些平衡仪测试结果接近，被视为平衡能力评估的"金标准"，是目前使用最为普遍的平衡量表，其不足在于无法评估步态，耗时较长，对理解能力低的老年人评估有一定困难。Tinetti POMA 和 X16BS 包括对步态的评估，后者耗时短，更适合在社区老年人中进行大规模筛查时使用。此外，还有 Romberg 试验（闭眼站立）、单腿站立试验、30 秒起立坐下测试、活动步态测试等简易测试方法可以选择。平衡能力和生理功能的评估需要老年人有一定的行走能力，评估时需做好监护。常用评估方法和工具简介见表 3-1 和附录 3 的附件 3-1 至附件 3-4。

表 3-1 平衡能力及生理功能评估方法和工具

评估方法 / 工具	描述	耗时	参考界值
计时起立 - 行走测试（TUGT）	测试老年人从椅子上从坐位起立后行走 3 米再坐回椅子的时间。测试需要秒表、椅子，地上画 3 米线	1 ~ 2 分钟	≥ 14 秒提示跌倒风险高
Berg 平衡量表（BBS）	包含 14 个项目，每个项目得分为 0 ~ 4 分，满分 56 分。要求受试者做出包括由坐到站、无支持站立、双臂交叉无支持端坐、站到坐、两个椅子间的转移、闭眼站立、双脚并拢站立、上臂前伸、弯腰拾物、转头向后看、转身一周、双足交替踏台阶、双脚前后站立、单腿站立等动作。测试需要有扶手椅和无扶手椅各一把、秒表、尺子、踏脚凳 / 台阶	15 ~ 25 分钟	41 ~ 56 分：完全独立，低度跌倒风险； 21 ~ 40 分：辅助下坐行，中度跌倒风险； 0 ~ 20 分：须用轮椅，高度跌倒风险
Tinetti 平衡与步态量表（Tinetti POMA）	包含 16 个条目，满分 28 分。平衡测试包括坐位平衡、起身、轻推、闭眼 - 轻推、转身 360 度和坐下等 9 个条目。步态测试包括行走时起步、抬脚高度、步长、脚步连续性、匀称性、躯干稳定性等 7 个条目	10 ~ 15 分钟	25 ~ 28 分：平衡能力正常 / 低度跌倒风险； 19 ~ 24 分：平衡能力中度下降 / 中度跌倒风险； 0 ~ 18 分：平衡能力障碍 / 高度跌倒风险
X16 老年人平衡能力测试量表（X16BS）	共有 16 个条目，满分 20 分。包括 4 个静态平衡能力、4 个姿势控制能力和 8 个动态平衡能力，总分 0 ~ 20 分。测试需要一把椅子，地上画 3 米线	< 5 分钟	17 ~ 20 分：正常水平； 13 ~ 16 分：轻度下降； 7 ~ 12 分：中度下降； 0 ~ 6 分：重度下降
功能性步态评价（FGA）	包括水平地面步行、改变步行速度、步行时水平 / 上下方向转头、跨越障碍物、上下楼梯等 10 项内容，0 ~ 3 分，4 个等级，满分 24 分	10 ~ 15 分钟	≤ 19 分提示跌倒风险高
功能性伸展测试（FRT）	受试者双足分开站立与肩同宽，手臂前伸，肩前屈 90 度，在足不移动的情况下测量受试者前伸的最大距离	1 ~ 2 分钟	< 15 厘米，高跌倒风险； 15 ~ 25 厘米，中等跌倒风险； ≥ 25 厘米，正常

除上述非仪器测试方法外，也可采用平衡测试仪器、智能穿戴设备等进行更加客观、精细地评估。

3. 跌倒相关心理因素评估

心理评估可识别老年人跌倒相关不良心理因素，比如害怕跌倒心理、焦虑、不自信等。心理因素一定程度反映出老年人对自己跌倒风险的主观判断。跌倒相关的心理评估工具主要有特异性活动平衡自信量表（ABC-16）和跌倒效能量表。前者评估不同活动中的自信程度；后者用于评估老年人在不发生跌倒的情况下，对从事不同复杂程度身体活动和社会活动时的自我效能和担忧程度。修订版跌倒效能量表（MFES）和跌倒效能量表（FES）侧重于对跌倒效能的测量，间接反映跌倒恐惧程度。国际版跌倒效能量表（FES-I）和简明国际跌倒效能量表（简明FES-I）主要是测量跌倒自我效能。简化版特异性活动平衡自信量表（简化版ABC-6）和简明FES-I题目少，耗时短。常用评估方法和工具见表3-2和附录3的附件3-5至附件3-6。

表 3-2　心理因素评估方法和工具

评估方法/工具	描述	耗时	参考界值
特异性活动平衡自信量表（ABC-16）	包含在房屋周围散步、上下楼梯、从地面捡拖鞋、视平面取物、弯腰摸脚趾、站在椅子上取物、扫地、走到家门口的汽车、上下车、一个人到拥挤的商场去等16个室内外身体活动时的自信程度评估	约20分钟	<67%提示跌倒风险高
简化版特异性活动平衡自信量表（简化版ABC-6）	从ABC中挑选6个得分较低的条目:弯腰摸脚趾、站在椅子上取物、在人群/不平的道路上行走、乘扶梯不扶扶手、乘扶梯扶住扶手、走在有冰的人行道上	约5分钟	得分越高跌倒效能越高
修订版跌倒效能量表（MFES）	包含14个条目,在跌倒效能量表的基础上增加4个条目。9个室内活动条目,5个室外活动条目,每项0~10分。0分为没有信心,10分为信心十足,各项分数的累计平均分为最后得分。得分越低代表信心越不足,跌倒效能越低,恐惧跌倒程度越高	约5分钟	得分越高跌倒效能越高

评估方法/ 工具	描述	耗时	参考界值
国际版跌倒效能量表（FES-I）	在 FES 基础上增加 6 个条目,共有 16 个条目,各条目计分为 1 ~ 4 分(表示从"一点也不担心"到"非常担心"),满分 64 分	约 5 分钟	得分越高,跌倒效能越低,跌倒风险越高
简明国际跌倒效能量表（简明 FES-I）	由 7 个条目构成,包括穿脱衣服、洗澡、从椅子上起坐、上下楼梯、拿高过头顶的东西、上下斜坡和外出参加活动。每个条目 1 ~ 4 分(表示从"一点不担心"到"非常担心"),满分 28 分	约 5 分钟	得分越高,跌倒效能越低,跌倒风险越高

抑郁和认知能力下降也会增加跌倒风险, 可分别采用老年抑郁量表(Geriatric Depression Scale, GDS)和简易智能量表(Mini-Mental State Examination, MMSE)等工具来评价。

4. 环境危险因素评估

对环境跌倒危险因素进行评估, 可为去除跌倒相关环境风险, 进行环境适老化改造提供依据, 也可提高老年人对环境危险因素的认识。目前国内针对环境评估的方法和工具数量较少, 且多为针对城市地区住宅和建筑环境而设计。一些跌倒环境危险因素评估量表因未给出风险等级的判定标准, 而无法作为判断老年人跌倒风险的依据, 但作为环境危险因素检查工具, 查出的问题则可为改善环境提供依据。常用评估方法和工具见表 3-3, 附件 3-7 和附件 3-8。

表 3-3　环境评估方法和工具

评估方法/工具	描述	参考界值
预防老年人跌倒家居环境危险因素评估表	评估内容主要为居家室内环境,包括地面和通道、客厅、卧室、厨房、卫生间共 21 项,可作为识别和评价居家环境危险因素的工具	—
社区老年人居家环境致跌危险因素评估表	评估内容主要包括家中的地板、灯光、楼梯、卫生间、厨房、客厅、卧室、阳台等场所环境可能引起跌倒的危险因素 28 项,为识别居家环境危险因素提供了简单易用的工具	—

5. 助行辅具和鞋子安全性评估

助行辅具可以辅助身体功能障碍老年人行动，降低跌倒风险，但不合适的辅具或不正确使用辅具反而会增加跌倒风险。评估老年人使用的助行辅具的安全性十分必要。评估时应首先评估老年人是否选择了类型合适的辅具，如偏瘫患者或高龄老年人使用单手拐杖已经不能保障其安全，应使用环形助行器等其他辅助工具。其次是进行细节评估，如对手杖的评估主要包括手柄、拐杖底端、长度和重量，具体评价内容和要点见附录3的附件3-9。助行类辅助器具种类较多，对其评估可咨询相关专业人员，或参考老年人辅助工具类专业书籍。

不合适的鞋可增加老年人的跌倒风险。由于人体进入老年阶段后，身体功能发生变化，既往穿着的鞋可能不再合适，或无法发挥预防跌倒的作用。建议从预防跌倒的角度定期对老年人穿着的鞋进行安全性评估，避免穿不安全的鞋子。评估时重点注意鞋底要防滑，鞋跟不能过高，具体评估内容可参考附录3的附件3-10。

6. 跌倒风险综合评估

针对跌倒相关不同维度的危险因素进行综合评估，能更全面了解老年人的跌倒风险，可作为筛查跌倒高危对象的方法，也能为识别可干预的危险因素提供依据。综合评估工具有居家跌倒风险筛查量表（HOME FAST）、修订版社区老年人跌倒危险评估工具（MFROP-Com）、社区老年人跌倒风险筛查表（FROP-ComS）、老年人跌倒风险评估量表（FRASE）、中文版老年人跌倒风险自评量表等，详见表3-4，附录3的附件3-11。社区老年人跌倒风险筛查表和中文版老年人跌倒风险自评量表耗时短，适合用于大规模人群筛查，而修订版社区老年人跌倒危险评估表和老年人跌倒风险评估量表则对干预能提供更多信息。

表 3-4　综合评估跌倒风险的方法和工具

评估方法 / 工具	评定方法和内容	耗时	参考界值
居家跌倒风险筛查量表(HOME FAST)	包含 25 个条目涉及家庭环境因素和老年人躯体功能因素两个方面,每个条目采用二级评分法,有或没有(或不适用),得分范围 0 ~ 25 分,得分越低居家跌倒的风险越大	20 ~ 30 分钟	< 12 分提示跌倒风险高
修订版社区老年人跌倒危险评估工具(MFROP-Com)	包括 13 个项目共 19 个具体评估条目,跌倒史(跌倒次数和跌倒后损伤程度),所患影响自身平衡能力和灵活性的疾病种数,服用易致跌倒的药物种数,感觉异常(视力异常、听力异常、躯体感觉异常),大小便的自控能力(大小便能否控制、夜间是否如厕≥ 3 次),有无影响步行的足部疾病,认知状况,对活动能力的自我评估,日常活动能力(日常生活活动、工具性日常活动),平衡性,身体活动程度,能否安全行走(自家内、社区)和居家环境评估。得分范围 0 ~ 45 分	10 ~ 15 分钟	得分越高跌倒危险性越高
社区老年人跌倒风险筛查表(FROP-ComS)	包含 3 个条目:过去 12 个月跌倒史,观察起身、行走 3 米后再坐回椅子这一连串动作的稳定性,老年人自报的日常生活能力需要帮助的程度,满分 9 分	5 分钟	≥ 4 分提示跌倒风险高
老年人跌倒风险评估量表(FRASE)	包含性别、年龄、跌倒史、精神状态、自控能力、感觉障碍、睡眠状况、用药史和相关病史 8 个方面共计 35 个条目的评估,每个条目得分范围为 0 ~ 3 分,总分 53 分。分数越高,表示跌倒的风险越大	10 ~ 15 分钟	1 ~ 2 分为低危,3 ~ 9 分为中危,10 分及以上为高危
中文版老年人跌倒风险自评量表	该量表共含 12 个条目,未分维度,量表采用二分制评分法进行评分,选"是"即获得相应得分,选"否"则记为 0 分,除条目 1 "我在过去 1 年里跌倒过"和条目 2 "我使用或被建议使用拐杖 / 助行器行走,来保障安全"的赋值为 2 分外,其余条目均为 1 分。量表总分为 14 分	3 ~ 5 分钟	≥ 4 分提示跌倒风险高

7. 评估的注意事项

每一种评估方法都有侧重的评估方向，有自身的优势及不足。多个评估工具联合使用可以发挥优势互补作用，提高评估的效能，一般建议多个评估工具联合使用。比如计时起立 - 行走测试和预防老年人跌倒家居环境危险因素评估表结合使用，比使用单一评估工具能更全面地评估老年人的跌倒风险。

评估前应对评估人员进行培训以得到稳定可靠的结果。实施任何一种评估前，应充分了解该评估方法和对操作者的要求。评估过程中应注意对老年人进行安全保护，预防老年人在进行评估的过程中发生跌倒等安全事件。一位老年人的评估结果即使是低风险，也需针对评估发现的危险因素采取相应措施。一些危险因素即使无法逆转，也需实施替代方案，降低跌倒或跌伤风险，例如增加跌倒风险的视力低下危险因素，可通过佩戴合适的眼镜进行改善。

由于人群生物学特征、文化程度、社会环境等不同，各类量表在不同人群的实际应用中的特异度和灵敏度相差甚远。一些评估工具在我国人群中应用时，不同研究得出的最佳界值也有所不同，还需进一步验证。开展预防老年人跌倒工作时，尽量选择较为成熟的、应用广泛的评估工具。

（三）健康教育

预防老年人跌倒健康教育的目的是提升老年人、老年人照护者及老年人健康服务人员等人群预防跌倒的知识、理念和技能水平，帮助老年人养成科学的防跌倒行为习惯，进而减少老年人跌倒的发生，降低跌倒后损伤的严重程度。健康教育在预防老年人跌倒中发挥着重要的基础性作用，通过不同途径和方式实施的健康教育，达到的防跌倒效果也不同。健康教育也有一定的局限性，单独实施效果有限，建议结合其他干预策略和措施共同使用。

预防老年人跌倒的健康教育主要包括以下四方面内容：第一，预防跌倒的重要性：跌倒的危害、跌倒的流行状况、跌倒相关危险因素、跌倒的可预防性；第二，跌倒防控措施：跌倒风险评估、预防跌倒运动锻炼方法、改善居家和社区环境的方法、预防跌倒管理用药的方法、正确的防跌倒行为习惯、使用防跌倒辅具的方法、调整心态、建立防跌倒行为习惯等；第三，跌倒发生时救助和紧急处置方法；第四，跌倒导致损伤的治疗和康复。附录1《预防老年人跌倒健康教育核心信息》可为社区开展预防老年人跌倒健康教育提供参考。

开展健康教育工作时，应针对健康教育对象的特点，采用其能接受的方式，关键是在掌握正确知识的基础上，帮助老年人及其照护者养成正确的预防跌倒行为习惯。除对全社会开展预防老年人跌倒的普遍宣传教育外，应特别重视对老年人及其照护者、老年人健康服务提供者及预防老年人跌倒相关部门工作人员的健康教育。

1. 健康教育的对象及内容

（1）老年人

老年人是预防跌倒健康教育最重要的对象。老年人在文化程度、身体功能、健康状态、生活习惯、经济条件、家庭状况等方面可能存在较大区别，这些特征是健康教育要充分考虑的因素。在健康教育实施的过程中，群体的健康教育要考虑普遍性，个体的健康教育要注重特殊性和针对性。应注重与老年人日常的衣、食、住、行等生活起居密切相关的防跌倒内容，根据老年人不同年龄段、文化程度、城乡居住地等因素调整健康教育内容，使其易学、易懂、易操作。

（2）老年人家属和照护者

除了老年人本人外，老年人家属和照护者也是健康教育的重要对象，对这一群体的健康教育能弥补对老年人群体健康教育的不足。家属和照护者接受相关健康教育知识后，能更好地帮助老年人降低生活中的跌倒危险因素水平，减少其跌倒发生风险。尤其是对日常生活能力较差的老年人，提升家属和照护者的预防跌倒能力是关键。针对家属和照护者的防跌倒健康教育应注重与照护老年人日常起居相关的防跌倒内容，如评估和改善居家卫生间、客厅、卧室和阳台等功能区的跌倒环境危险因素，帮助老年人建立运动锻炼等防跌倒行为习惯，选择和维护防跌倒辅具，在专业人员指导下帮助老年人管理用药等。

（3）基层社区卫生服务机构相关工作人员

基层社区卫生服务机构的工作人员是预防老年人跌倒健康教育的重要对象，他们是开展社区老年人跌倒预防工作的重要实施者。因此，针对他们的预防跌倒健康教育应深入、系统，切实提升其提供预防老年人跌倒的服务能力。对家庭签约医生和负责开展社区健康教育医护人员的健康教育，应以培训防跌倒健康教育师资为目的，注重切实提升其防跌倒技能。通过健康教育，促使他们把防跌倒健康教育融入常规工作内容中，协助他们在现有工作网络中开展预防老年人跌倒工作。

（4）其他相关部门工作人员

预防社区老年人跌倒应多部门合作，形成防跌倒工作合力。住房和城乡建设、交通运输、体育、民政、宣传、残疾人联合会、街道、物业等部门工作人员、社区内企事业单位、志愿者等都应参与到老年人跌倒预防工作中。预防跌倒相关部门人员对老年人跌倒问题的认识和重视程度对开展预防老年人跌倒工作也能起到关键作用。例如物业、街道、住建部门人员参与预防跌倒工作，可促进社区通过减少社区环境中的跌倒危险因素，增加预防跌倒的警示标识，加强对建筑、小区道路、老年人使用设备的安全检查和维护力度等方面开展预防跌倒工作。

针对这些工作人员的健康教育应注重提升其对老年人跌倒严重性和可预防性的教育，帮助其建立防控老年人跌倒和部门常规工作的关联，建立多部门合作开展社区老年人跌倒预防的团队，明确各自职责分工，共同开展社区老年人跌倒防控工作。

2. 健康传播材料制作注意事项

健康传播的信息载体是影响老年人跌倒健康教育效果的重要因素。健康传播材料就是在健康教育活动中的信息载体。一般健康传播材料分为三类：第一类是文字印刷材料，包括宣传单、折页、小册子、宣传画、海报、画册和书籍等；第二类是音像视听材料，包括音频、视频、电子幻灯片等；第三类是各种实物材料，如预防跌倒的居家环境示范模型或样板间等。

健康传播材料的制作需要充分考虑预防跌倒的内容和健康教育对象的特点。不同受众、不同主题、不同场景、不同传播活动等应采用相适应的健康传播材料。健康传播材料的制作要充分考虑以下原则：①科学性：防跌倒健康传播材料的信息是正确的，表达是客观的、准确的。②通俗性：健康传播材料制作在保证科学性的基础上，要把专业性很强的知识点转化成科普知识，让健康教育的受众能一看就懂。③实用性：防跌倒健康教育的最终目的是掌握知识，付诸行动。因此，健康传播材料制作要充分考虑可操作性，让健康教育的受众能看懂会做。④适应性：除了前面提到不同人群的健康教育的内容侧重点以外，材料制作更需要充分考虑健康教育对象的特点，如老年人的视觉、听觉、行为能力情况等。文字印刷材料宜多图片少文字，字体要足够大，图片要鲜艳简洁；音像视听类材料中，视频一定要配有字幕，情节简单，实用性强，适当增加演示性内容，不同知识点可分解成短视频等片段展示；各种实物材料，针对不同的场所和对象，全方位考虑，制作或购买正确的实物，并加以演示说明，以起到正确的示范作用。

（四）运动锻炼

老年人可以通过适当的运动锻炼来减少跌倒风险。研究显示，有规律的运动锻炼能增强肌肉力量、柔韧性、平衡能力、步态稳定性、灵活性、缩短反应时间，进而降低老年人跌倒的发生风险。本《指南》将从力量锻炼、平衡锻炼、有氧锻炼、步态训练和功能性训练五个方面介绍运动干预的方法。

1. 力量锻炼

（1）力量锻炼的意义

力量是影响老年人平衡能力的重要因素，是平衡和稳定功能正常发挥的基础，同时它也决定了跌倒将要发生的瞬间人体维持住平衡、避免跌倒的能力。因此增强力量，尤其是下肢的肌肉力量，对预防老年人跌倒有重要意义。国内外预防老年人跌倒相关的指南和专家共识均指出力量锻炼对于降低老年人跌倒风险，增强其预防跌倒能力有重要的价值和意义。

（2）**力量锻炼的方法**

预防老年人跌倒的力量锻炼主要以下肢的力量锻炼为主，同时应尽量不脱离日常的生活场景。主要包括以下肌群锻炼：

1）臀部肌群（直腿后抬）：练习者站立位，可手扶周围的固定物体帮助维持平衡。身体直立，一条腿直腿向后外上方抬起，感受臀部肌肉收紧发力，在最高处保持 3 秒，之后控制腿缓慢下落，每日重复上述动作累计 30 次，见图 3-1。每周 3 次练习。

2）大腿前群肌（向前踢腿）：练习者可坐在床边或椅子上，双腿屈膝 90 度，然后训练侧腿大腿前侧用力，将小腿抬起到与地面平行的位置，使膝关节尽量伸直，之后缓慢有控制地将小腿落下，重复上述动作；10 ~ 15 个为一组，完成 3 组。两条腿交替进行，见图 3-2。每周 3 次练习。

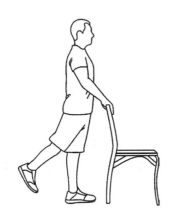

图 3-1　臀部肌群的力量锻炼

（直腿后抬）

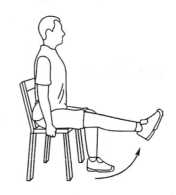

图 3-2　大腿前肌群的力量锻炼

（向前踢腿）

3）大腿后群肌（向后勾腿）：练习者站立位，可手扶周围的固定物体帮助维持平衡，一条腿屈膝，足跟向后抬起靠近臀部，之后缓慢有控制地将小腿落下，回到初始位置，重复上述动作，见图 3-3。10 ~ 15 个为一组，完成 2 ~ 3 组，锻炼时应结合日常生活场景，可以在靠近固定物体的场景下进行。

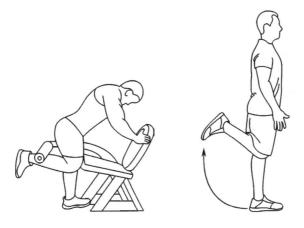

图 3-3　大腿后肌群的力量锻炼（向后勾腿）

4）小腿前群肌（勾脚尖）：练习者站立位或坐位均可，将一条腿的脚尖勾起来，使脚面靠近小腿前侧，见图 3-4。10 ~ 15 个为一组，完成 2 ~ 3 组，锻炼时应结合日常生活场景，可以在靠近固定物体的场景下进行。

5）小腿后群肌（提踵）：站立位，练习者可手扶周围的固定物体帮助维持平衡，双足足跟向上抬起离开地面，之后缓慢有控制地下落，还原到初始位置，重复上述动作。10 ~ 15 个为一组，完成 2 ~ 3 组，锻炼时应结合日常生活场景，可以在靠近固定物体的场景下进行，见图 3-5。

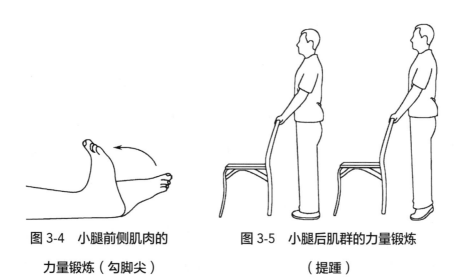

图 3-4　小腿前侧肌肉的
力量锻炼（勾脚尖）

图 3-5　小腿后肌群的力量锻炼
（提踵）

（3）力量锻炼的注意事项

老年人力量锻炼前要进行医学检查和评估，咨询相关专业人士，排除心血管疾病、肌肉骨骼损伤等风险。建议咨询专业人士制定个性化的运动处方，选择适合自己的锻炼强度和频率。锻炼前要进行热身，锻炼后要进行放松整理活动。锻炼要量力而行、循序渐进，锻炼时组间要有休息间隔。练习过程中要保持正常呼吸，不要屏气，如出现疼痛或头晕心慌等不适，应立即终止练习并寻求帮助。

2. 平衡锻炼

（1）平衡锻炼的意义

平衡能力是预防老年人跌倒的核心因素，平衡和稳定性的好坏直接决定了跌倒的风险大小。平衡锻炼对于增强老年人的本体感觉、稳定性和神经肌肉控制能力等有重要作用。国内外预防老年人跌倒相关指南和科学研究指出，平衡锻炼对于降低跌倒风险的作用最为明显，应作为预防老年人跌倒运动锻炼中最重要、最核心的部分。

（2）平衡锻炼的方法

老年人预防跌倒的平衡锻炼根据目的和方式不同，分为静态平衡训练和动态平衡训练。平衡锻炼可以结合在日常生活场景中完成。

1）静态平衡锻炼主要包括

①双脚并拢站立：在稳定平面，练习者将双脚并拢，睁开双眼，身体自然保持站立 30 秒左右，尽量不要晃动。其他人可以触碰练习者给予干扰。如果感觉难以完成，可以先从手扶一个固定物体开始，之后进阶到不借助任何帮助维持站立的平衡。在能够比较轻松完成后，可以尝试闭眼保持平衡 30 秒，闭眼锻炼时应注意安全，可在靠近固定物体的场景下进行，见图 3-6。

②单脚站立：在稳定平面，练习者睁开双眼，将一只脚抬起，另一只脚维持站立平衡，保持 30 秒左右，尽量不要晃动。双脚交替进行锻炼。其他人可以触碰练

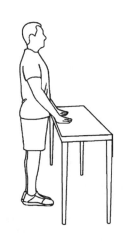

图 3-6 双脚并拢站立

习者给予干扰。如果感觉难以完成，可以先从手扶一个固定物体开始，之后进阶到不借助任何帮助维持站立的平衡。在能够比较轻松完成后，可以尝试闭眼保持平衡30秒，见图3-7。

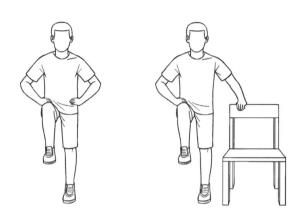

图 3-7　单脚站立

③不稳定平面练习：站在软垫上，练习者睁开双眼，双脚分开与肩同宽，保持站立平衡30秒左右。如果感觉能够轻松完成，可以尝试闭上双眼。之后可以进阶到将双脚并拢维持站立平衡30秒，睁眼完成比较轻松后可以闭眼练习。还可以单脚轮流支撑站立，保持平衡30秒；也可以进阶到闭眼练习。最后还可以尝试站在更软、更不稳定的平面上进行锻炼，比如站在波速球或气垫上。练习方式和进阶流程同上，见图3-8。

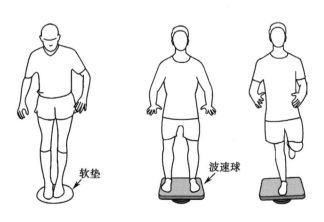

图 3-8　站在不稳定平面上的练习

2）动态平衡锻炼主要包括

①身体摆动的"不倒翁"练习：练习者双脚开立，与肩同宽，维持好平衡，将身体向前后左右各个方向交替摆动到最大幅度，不要向一侧倾倒，维持好平衡。身边要有能扶住的固定物体，在应急时避免跌倒。将完成向四个方向的摆动记为 1 个动作，10～15 个为一组，做 3 组。之后可以进阶到双足并拢站立完成上述练习。

②足跟对足尖"一字走"：练习者在行走过程中，向前迈步的足跟与后脚的足尖在一条直线上，如同"一字"，之后另外一侧足向前迈出，其足跟与对侧足尖再次在一条直线上，如此反复，进行"一字走"训练，分别向前或向后走，见图 3-9。走 10～20 步为一组，每天 3 组。

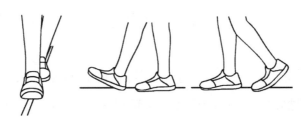

图 3-9 足跟对足尖"一字走"

③侧向行走：练习者向侧面迈步走，头始终面向前方，向左侧或者右侧分别行走。练习时还可使用弹力带增加对肌肉力量的锻炼，见图 3-10。走 10～20 步为一组，每天可做 3 组。

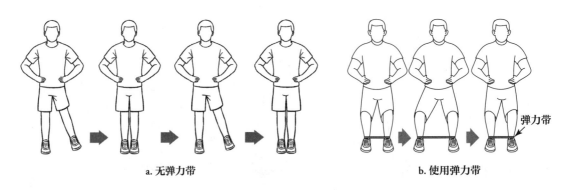

a. 无弹力带　　　　　　　　　　b. 使用弹力带

图 3-10 侧向行走

④跨步练习：设定合适的障碍物高度，练习者抬起一条腿跨步，向前和向后跨过障碍，两条腿交替练习；也可以从侧面跨过障碍进行练习。10～15个为一组，做3组。

（3）平衡锻炼的注意事项

平衡锻炼可结合日常生活场景进行，老年人在进行平衡锻炼时身边要有可以手扶的固定物体，同时身边要有家人或照护者陪护，避免发生跌倒。练习过程中要保持正常呼吸，不要屏气，如出现疼痛或头晕心慌等不适，应立即终止练习并寻求帮助。锻炼前要进行热身，锻炼后要进行放松整理活动。平衡锻炼的场地要开阔、稳定，保证锻炼的安全性和空间。可脱鞋光脚进行平衡锻炼，增加锻炼效果。锻炼要根据自身能力合理选择方式和难度，循序渐进。

3. 有氧锻炼

（1）有氧锻炼的意义

有氧运动可以改善老年人的心血管功能，减轻体重。多个老年人跌倒预防指南均推荐在预防跌倒的运动计划中应包含有氧耐力训练，以提高老年人的整体健康素质，但不能将有氧耐力训练作为单一的预防跌倒的运动训练方式。

（2）有氧锻炼的方法

1）健步走与健身舞：研究发现健步走、健身舞均可以在一定程度上改善中老年人的平衡能力，提高下肢肌力。相较于不锻炼者，健步走可以在一定程度上提高下肢肌力及各姿势下维持姿势稳定的能力，但其改善效果相较于健身气功和健身舞而言，并不显著；健身舞更多地通过刺激前庭系统改善平衡能力，相较于健步走，健身舞是预防跌倒更有效的锻炼方式。建议老年人以"170－年龄"为靶心率，每周至少进行150分钟的锻炼。

2）北欧式健走：北欧式健走是一种用特制手杖进行的简单安全地健走运动，它是由滑雪的夏季训练演化而来。研究表明其可以改善老年人的步态与姿势、身体力线的对称性。建议通过专业人士指导，选择合适长度的手杖，熟悉动作技巧后再进行锻炼，每周可进行2～3次，每次45分钟。

（3）有氧锻炼的注意事项

有严重心脑血管疾病或运动禁忌证的老年人应在专业人士的指导下进行运动锻炼。运动前要进行热身，运动后要进行放松牵拉，穿着宽松舒适的衣服，锻炼时间以下午和傍晚为宜。要循序渐进、持之以恒，不间断地运动锻炼对取得长期的预防跌倒效果有益。

4. 行走训练

（1）步态训练的意义

老年人的正常生活和自理能力需要正常行走作保障。随着绝对肌力及肌肉周围的韧带等辅助结构弹性的下降，老年人逐渐出现行走稳定性下降、步幅减小等表现。老年人身体的各项功能都出现增龄性衰退，行走时支撑腿的足部与地面的接触面积变小，使得老年人行走稳定性下降，70岁以上的老年人行走过程中足功能下降更明显。科学地步态训练可安全、易行，可提高老年人的平衡能力和步行的稳定性，降低跌倒风险，被认为是一种有效的预防跌倒的训练，并被推荐用于预防跌倒的运动计划中。

（2）行走训练的方法

1）跨障碍步行：跨障碍步行有利于增加行走中对平衡干扰的抵抗，改善足部的受力分布，增加足部的稳定性，改善老年人应对障碍物的策略，对于那些因害怕跌倒而不去进行户外活动的老年人有帮助。

具体方法为：在练习行走的道路中间放置障碍，参与者用舒适平常的步速，以优势脚作为启动脚跨过障碍。不要求步速过快，以平常走路时的步速即可，要求动作的连贯性。每周进行3次练习，每次练习12组，每组包含2次跨过障碍和20秒休息。障碍设置：将长1米、宽2厘米、高1厘米的木棍放于2个高11厘米的箱子上，这样障碍的高度就达到12厘米，与人行道砖的高度相似。不要将木棍固定于箱子上，以降低训练中参与者摔倒的概率，保证参与者的安全。老年人也可以根据家里的条件选择类似的物品进行设置，在家里练习。

2）步行灵活性训练：一组间歇性训练计划，包含快走、慢走、倒走、行走时向各个方向变向、频繁地启动与停止和持物行走。根据参与者自身的情况来改变训练难度与间歇时间，有利于提高参与者持续步行的能力。

3）足部保健操：在常规的平衡、抗阻、步态训练之后，进行足部保健操，有利于提高老年人的步态表现以及肌肉力量。具体方法分为三步：

①两分钟的热身，包括在坐位或站位下的抬足跟和抬足趾以及足跟走和足趾走，见图 3-11。

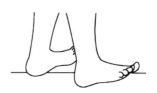

图 3-11　足跟走

②四分钟的足部保健操包括足部的多方向运动、足趾的分离、用足抓物、使用足部进行写字的技巧性游戏，见图 3-12。

③四分钟踝关节牵拉：为两种静态牵拉，第一种双脚前后站立，手扶墙保持稳定，膝关节伸直，躯干挺直，骨盆向墙靠近的同时脚跟不离地，感受小腿的拉伸。第二种在该姿势下，弯曲膝盖逐渐下蹲至自身可以承受的最低点，见图 3-13。每种牵拉方式持续 30 秒，左右各做两次，每次之间有 15 秒的休息。

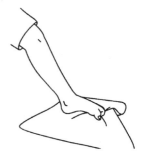

图 3-12　足抓物

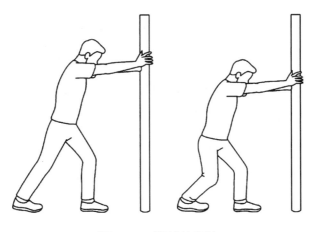

图 3-13　踝关节牵拉

（3）**步态训练的注意事项**

步态训练需在家属或专业人员的保护下进行，场地宽敞安静、光线柔和、温度适宜、地面干燥防滑、老年人穿宽松衣服和防滑鞋，防止发生意外。训练前应进行热身活动，例如坐站练习、重心转移等。如有严重步态功能障碍，应到专业康复治疗机构进行纠正。

5. 功能性训练

（1）功能性训练的意义

功能性训练主要是全面发展身体功能的动作模式训练，是从协调性、灵活性、平衡性、稳定性、核心稳定等方面进行多关节、多平面和多本体感觉的练习，使神经、肌肉、骨骼系统更加适应不同年龄身体的需求。研究表明功能性训练能够有效降低老年人跌倒发生风险。

（2）功能性训练的方法

1）太极拳：太极拳较临床物理疗法更明显降低跌倒发生风险，尤其对跌倒高危人群效果更好。高频次太极拳训练可提高老年人平衡和灵活性，减轻害怕跌倒程度，提高自信心，从而减少跌倒发生。推荐在专业人员的指导下进行太极拳锻炼，每次锻炼 1 小时左右为佳。也可以居家进行太极拳锻炼，每次持续 30 分钟左右即可。

2）八段锦：八段锦作为一种中医传统保健疗法，可明显提高中老年人上下肢肌力、姿势平衡能力、运动协调能力以及关节和神经系统的灵活性。现有研究显示，坚持 8 周至 3 个月的八段锦锻炼能够有效预防老年人跌倒的发生，八段锦简单易学、动作舒缓、场地要求低，可鼓励老年人定期规律进行团体练习或个人练习。建议在专业人士指导下进行适当合理的锻炼，锻炼时配合正确呼吸，每次锻炼 30 分钟左右为佳。

3）瑜伽：对于老年人来说，基于瑜伽动作（柔韧性和平衡等）的功能训练能够减少跌倒风险。瑜伽注重呼吸的调节、身心意识的调整和姿势的维持，能够帮助老年人提高平衡能力、灵活性、认知能力，降低其害怕跌倒程度。瑜伽运动较为复杂，需要在专业人员的指导下循序渐进地学习。

4）舞蹈类运动：舞蹈类运动是一项传统的结构性锻炼项目，可以既安全又有趣地提高人体平衡能力。研究显示舞蹈对人体平衡、力量、步态和动态灵活性均有较好效果。舞蹈类运动由多种简单动作组成并配合欢快的音乐进行，故在老年群体中广受欢迎，并且学习舞蹈时需要集中注意力，这样在舞蹈类运动中便可同时锻炼平衡能力、动作协调和认知功能。

（3）功能性训练的注意事项

一些功能性训练对环境的要求较高，动作幅度较大，建议在专业人员的指导下进行训练，锻炼前要进行热身，锻炼后要进行放松整理活动。建议老年人穿宽松衣服和防滑鞋，防止发生意外。锻炼要根据自身能力合理选择方式和难度，循序渐进。

老年人运动锻炼的种类繁多，形式多样。组织实施老年人运动锻炼预防跌倒时，应根据老年人身体条件、个人喜好、社区资源等因素进行选择。

（五）环境改善

环境因素是影响老年人跌倒的重要因素之一，地面湿滑、照明不足、缺少扶手、障碍物等是环境中较常见的跌倒危险因素。我国半数以上的老年人跌倒发生在家中，家也是多数老年人主要的生活场所，提升住宅内环境的安全性对跌倒预防具有十分重要的意义。除改善住宅内环境的安全性外，对社区室外环境、公共建筑等老年人常去的公共场所进行环境改善，也可以有效减少老年人跌倒发生的可能性。从预防老年人跌倒的角度改善环境是适老化环境改造的重要内容，符合现阶段我国开展适老化环境建设的工作要求。在建筑规划设计阶段，就应充分考虑预防老年人跌倒的需求，从源头提升环境的安全性；对已建成的建筑和公共场所等应根据预防老年人跌倒的安全性需求，结合自身资源条件，尽量对跌倒相关危险环境进行标识、改建。

1. 住宅室内环境改善措施

（1）照明控制措施

老年人由于生理功能的退化或眼部疾病的影响，对室内照明的要求更为严格。不达标的灯光设计不仅会给老年人带来生活上的不便，而且容易使老年人看不清室内高差及障碍物，增加跌倒风险。因此，注重室内灯光设计，使照明光环境适应老年人的行为需求，是预防老年人跌倒的重要措施。

1）照度

室内照明过暗或过亮都不利于预防老年人跌倒，适宜的照度能保证老年人可以看清环境情况，减少视疲劳的发生。老年人室内照度推荐见表 3-5，应保证在同一视野内与相邻空间的照度一致，避免出现急剧的照度变化。

表 3-5　老年人住宅室内照度推荐值

房间或场所		参考平面高度	舒适照度 /lx*
起居室	一般活动	0.75 米水平面	125 ± 25
	书写阅读	0.75 米水平面	500 ± 25
	显示作业	0.75 米水平面	450 ± 25
卧室	一般活动	0.75 米水平面	100 ± 25
	床头阅读（书籍）	0.75 米水平面	500 ± 25
	床头阅读（显示）	0.75 米水平面	200 ± 25
餐厅		0.75 米水平面	300 ± 25
厨房	一般活动	0.75 米水平面	150 ± 25
	操作台	台面	300 ± 25
卫生间		0.75 米水平面	150 ± 25
走道、楼梯间		地面	125 ± 25

*lx 是照度单位勒克斯的英文简写符号。

资料来源：T/CECS 462—2017, 健康住宅评价标准 [S]. 北京：中国计划出版社 ,2017.

2）灯具开关

灯具开关和插座的设置应结合老年人的行为模式和使用习惯，综合考虑其形式、高度及位置，避免老年人因灯具开关设置不合理而导致跌倒。灯具开关形式宜采用带指示灯的宽板开关，同时可根据老年人的不同需求，设置遥控开关、带感应器的开关等；玄关应设置一般照明总开关；灯具开关设置应考虑轮椅使用者方便操作的高度和位置。灯具开关设置推荐见表 3-6。

表 3-6　老年人住宅室内开关设置推荐表

空间	灯具开关形式	开关位置	开关高度 / 米
玄关	可设置红外线自动感应照明装置	进门处	1.10
客厅	多点控制照明开关遥控开关	进门处及过道端部	1.10
卧室	多点控制照明开关自动感应小夜灯	靠近床铺	0.70 ~ 0.80
厨房		厨房进门处	1.10
餐厅		餐厅进门处	1.10
卫生间	可采用延时开关	卫生间进门处及洗手台侧	1.10
过道	多点控制照明开关自动感应小夜灯	过道端部	0.60 ~ 1.10

资料来源：T/CECS 462—2017, 健康住宅评价标准 [S]. 北京：中国计划出版社 ,2017.

3）眩光

在室内照明设计时，应通过照明控制措施避免眩光导致的跌倒。首先，尽量使用间接照明，不要使用裸露的灯泡或灯管；其次，采用多光源照亮整个房间，避免一室一灯产生阴影和眩光（图 3-14）；最后，避免大面积使用反光材料，减少其反射光所造成的眩光危害。

4）灯具

灯具选择及布置位置应综合考虑房间功能及老年人的生理特点，除要考虑视觉老化时的常见问题，还要考虑到患有白内障等眼部疾病老年人对颜色识别能力减退的问题，应加强照明灯具所形成光线色彩的辨识性；采

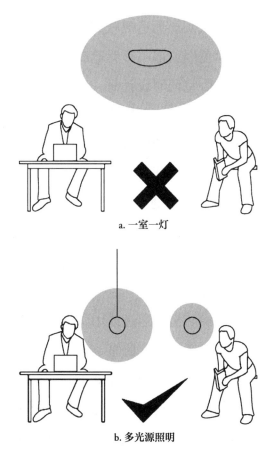

a. 一室一灯

b. 多光源照明

图 3-14　多光源照明替代一室一灯

用均匀通亮、无频闪，不眩光的灯光设计；宜选择满足不同照度跨度需求的可调灯具。

①玄关的整体照明要选择柔和的光线，可在柜子周围安装集中配光的灯带作为间接照明。如果地面是瓷砖或者大理石抛光饰面，要特别注意避免其反射光所造成的眩光危害。

②过道的灯具一般采用壁灯或者筒灯，灯具应该安装在靠近入口处，方便老年人进出的同时，保证房间内外照度不会差距过大。同时，考虑到老年人夜间会有起夜行为，应安装脚边灯或小夜灯，光线不宜过明或过暗。建议脚边灯选择暖色光的 LED 灯（Light Emitting Diode，发光二极管），照度通常白天在 50 勒克斯（lx），深夜在 2 勒克斯（lx）左右。

③房门为平开门时，应把壁灯安装在房门的开启侧，避免因房门开启遮挡光线形成阴影而造成跌倒。同时应调整灯具高度，保证老年人的脚下全部被照亮，避免因局部阴影而造成跌倒。

④卧室照明设计时，应首先考虑老年人睡觉时的位置和姿势，不让光线直射老年人面部。其次考虑到老年人的起夜行为宜采用多点照明方式，安装小夜灯或脚边灯（照度范围：1~2 勒克斯），同时在靠近床铺的位置放置触手可及的台灯或灯具开关，避免老年人起夜时跌倒。

（2）地面处理措施

滑倒与绊倒是老年人室内跌倒的常见原因，因此地面防滑处理和高差处理是预防老年人跌倒的重要措施。

1）防滑

地面防滑可通过选用防滑材料及保持地面清洁干燥进行改善。

①对于客厅、卧室、玄关等干燥的空间，在铺地材料选择时，可选择防滑性能和冲击力吸收性能好的材料，防止老年人滑倒的同时减少跌倒对老年人造成的伤害。交通空间的地面铺地材料选择还应考虑耐久性能，减少拐杖、轮椅等步行辅助器具对地面材料造成的损伤。同时，应保持地面洁净干燥，保持良好通风，避免因地面潮湿导致跌倒。

②对于厨房和卫生间等较为潮湿的空间，应选择即使有水也不易滑倒的地面材料，如人造石材，软木地板等表面略粗、摩擦系数大、冲击力吸收性能好的材料。同时，应尽量保持地面的干燥整洁，避免积水和油污的形成。卫生间地面除了选用防水、防滑材质，还应做到干湿分区，特别注意将洗浴湿区集中布置，并与坐便器、洗手盆等干区分开，减少干区地面被水打湿的可能。同时宜将更衣区作为干、湿区的过渡，使老年人洗浴完毕后就近完成擦身擦脚、将湿拖鞋换成干鞋的动作，以免将身上的水带到干区地面，如图3-15。湿区可局部采用防滑地垫加强防护作用，同时合理设置地漏位置，使地面排水顺畅，避免积水。卫生间应保证良好的空气流通，能够迅速除湿，使地面尽快干燥。

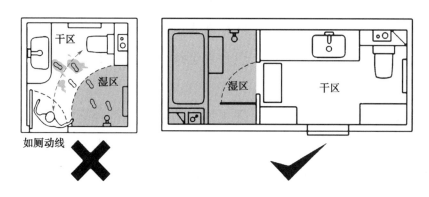

图 3-15　卫生间干湿分区的优劣比较

2）防不平整

室内不平整主要是由室内外高差、室内不同铺地材质的接合、部分高出地面的装饰性门石、门框及部分电器的电线造成。高度差有时很小，但仍是老年人跌倒的危险因素。因此，室内装修设计、改造时，应避免出现不必要的高差，将高差高度控制在3毫米以内。尽量不设门槛，或用小坡进行缓和。对于移门、移柜等地面轨道等构造，宜嵌入地面，保持地面平整。对于部分家电的线路等应通过合理设计电路进行集中整合，避免在交通空间出现电线导致绊倒。若地板上铺设有地毯或地垫，应保证其平整，没有褶皱或边缘卷曲，使用防滑胶垫固定于地板避免其滑动。

对于挡水线等难以避免的高差则应尽量减小，可通过张贴醒目的警示带进行提醒或设置坡道进行缓和。根据《老年人照料设施建筑设计标准》规定："过道地面及其与各居室地面之间应无高差。过道地面应高于卫生间地面，高差不应大于 20 毫米，门口应做小坡以不影响轮椅通行"。

（3）家具摆放措施

①玄关宜设置坐凳以方便老年人换鞋穿衣，旁边设置竖向扶手帮助老年人坐下、起身。此外，门厅不要有杂物堆积，尽量保持通畅，可以安装一个摆放物品的平台方便老年人临时放置杂物。

②客厅内不宜放置杂物，所有物品应放置在老年人伸手可及之处，不需要借助凳子或梯子取物，避免发生因登高取物而跌倒的情况。此外，物品和家具的位置不宜经常变化，使老年人生活在熟悉的环境中，以免发生碰撞、滑倒。因老年人行动不便、身体不灵活，应合理选择坐具的高度，选择有支撑扶手的坐具。

③对于厨房家具的摆放，应合理规划厨房流线，符合烹饪的操作顺序，避免老年人因不必要的转身和走动导致跌倒。宜布置 L 型及 U 型操作台面，提高操作效率，减少烹饪时的走动，如图 3-16。

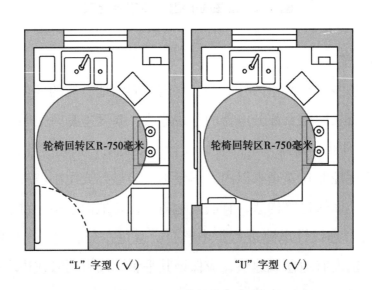

"L"字型（√）　　　　　"U"字型（√）

图 3-16　厨房操作台布局

厨房家具应满足轮椅使用者和拄拐杖等老年人的特殊需求。当使用轮椅或座椅准备食物，台面高度应升至85厘米，为轮椅座位的空间提供便利，防止老年人因存取物品导致跌倒，见图3-17。对于储物柜尺寸设计，需考虑老年人的接触高度范围，一般自理老年人，手能接触的高度上限为1600毫米，最低为330毫米，见图3-18。在此基础上，按使用频率的高低以及物体的轻重变化沿橱柜从上往下摆放，避免老年人存取物品发生跌倒。条件允许时，应使用具有下拉式置物架的橱柜。

④对于卧室的家具，老年人床旁应设置供老年人使用的台面，台面的高度应符合老年人人体工程学，同时兼具储物功能，方便他们放置水杯、眼镜、药品、台灯等物品，避免老年人因下床取物发生跌倒。床边不应有杂物，以免老年人上下床时发生碰撞、绊倒，床铺高度要适宜，下床时双脚可以踏在地板上，避免出现双脚悬空的情况。此外，床垫不应过软，以免老年人起身困难。因此，老年人应按照自身情况选择高度及硬度适合起身的床铺。

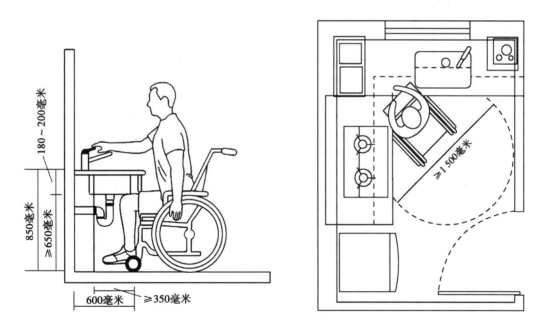

图3-17　厨房操作台下部留空尺寸

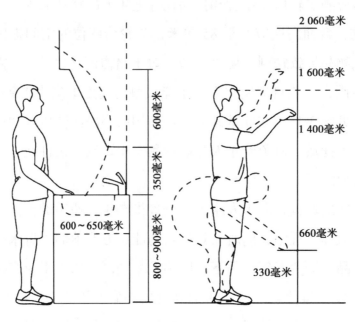

图 3-18　适宜老年人的吊柜尺寸

（4）空间布局

结合回游动线设计进行空间布局，最大限度缩短各空间之间的交通流线，可以方便老年人的日常生活。由于老年人体力有限，回游动线设计可以使老年人在最短的有效距离到达目的地，同时也减少老年人起夜时跌倒风险。

特别需要注意卫生间与老年人卧室的空间关系。老年人因为生理原因，去卫生间较频繁，尤其是在夜间，容易发生跌倒。因此，应尽可能缩短老年人去卫生间的行动路线，减少无谓的动作和过程。卫生间应尽可能靠近其卧室，或在其卧室内设独立卫生间。此外，餐厅应设置在厨房附近，以方便服务、拾取和放置餐具等活动，避免老年人手持餐具行走较远距离。

（5）辅助设施

1）栏杆、扶手

①起居室扶手：起居室具有较长的走道时，走道墙面安全扶手，有助于老年人行走时撑扶；沙发靠背要略微高一些，对头部和颈部有较好的支撑作用；沙发应设置扶手方便老年人在起立和落座时撑扶。

②淋浴间扶手：老年人在进出淋浴间的过程中最易发生危险，需要持续有扶手抓握（图 3-19）。淋浴间侧墙上应设置 L 型扶手，便于老年人站姿冲淋时保持身体稳定，以及供老年人站、坐姿转换时抓扶（图 3-20）。

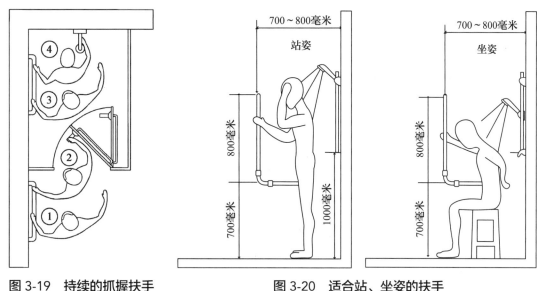

图 3-19　持续的抓握扶手　　　　图 3-20　适合站、坐姿的扶手

③浴缸扶手：浴缸内表面比较光滑，老年人进出浴缸时脚下容易溜滑，建议在进出浴缸侧设置竖向扶手，供老年人辅助使用。

④盥洗台扶手：盥洗台前边沿可安装横向拉杆，利于轮椅使用者抓握借力靠近洗手盆，也可起到搭挂毛巾的用途。针对虽能步行，但下肢力量较弱、需要扶靠的老年人，宜在盥洗台侧边一定距离内设置扶手，供老年人在双手被占用（例如洗手）时，将身体倚靠在扶手上维持平衡，见图 3-21。

⑤坐便器侧墙扶手：坐便器一侧应靠墙，便于安装扶手，辅助老年人起坐。扶手的水平部分距地面 650～700 毫米；竖直部分距坐便器前沿约 200～250 毫米，上端不低于 1 400 毫米，见图 3-22。老年人有时不能保持身体的稳定，可根据需要对坐便器加设靠背支撑，两侧可加设休息扶手。对于身体非常虚弱的老年人，还可在坐便器前方加设可供手肘趴伏的支架，平时收在侧边，需要时折下使用。

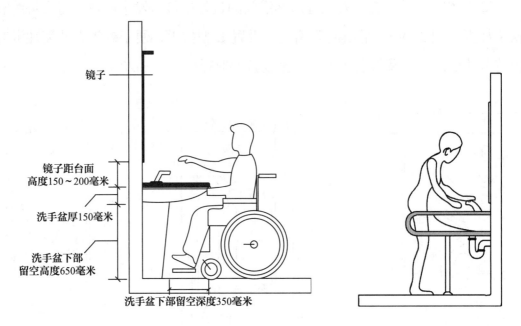

镜子

镜子距台面
高度150~200毫米

洗手盆厚150毫米

洗手盆下部
留空高度650毫米

洗手盆下部留空深度350毫米

图 3-21　盥洗台扶手

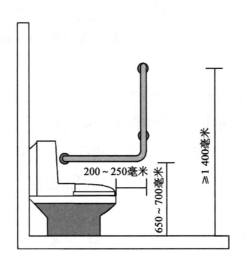

200~250毫米

650~700毫米

≥1 400毫米

图 3-22　坐便器侧墙扶手

2）坐凳

①盥洗坐凳：盥洗台前的坐凳宜轻便、稳固，不占用过多空间。可以选择折叠凳，不用时方便收存，或在盥洗台下方考虑放置坐凳的空间。盥洗坐凳也可兼作储物箱。

②淋浴坐凳：宜在淋浴间里设置座凳，让老年人坐姿洗浴，也便于他人提供帮助。淋浴间内应留有放置坐凳的空间。坐凳要防水、防锈、防滑。当采用钉挂在墙壁上可折起的坐凳时，需要注意其安装的牢固性，以及与喷头开关的位置关系，使老年人在坐姿洗浴时也方便调节喷头开关。

住宅室内环境的改造涉及的改造区域、改造项目、用品配置较多，进行改造时可根据可利用资源的现状选择性实施。部分改造项目和老年用品配备可参考由民政部等九个部门于2020年发布的《关于加快实施老年人居家适老化改造工程的指导意见》中《老年人居家适老化改造项目和老年用品配置推荐清单》（附录5）。

2. 社区和楼栋环境改善措施

（1）楼梯

楼梯是老年人发生跌倒的常见地点，楼梯的建造与改造应关注以下方面：

1）楼梯的易识别性。老年人能清楚地看到每一阶楼梯的位置。台阶面应避免铺设易反光的材料，谨防因光线反射而出现的眩光，致使老年人产生视觉偏差；同时，踏步的颜色应选取醒目可识别的颜色，避免因视力下降而看错踏步导致跌倒。

2）楼梯的防滑性。保证楼梯间踏步具有一定的摩擦性，楼梯的踏步材质应为防滑材质，在踏步的边缘处设置防滑条，且防滑条与踏步在同一水平面。

3）楼梯尺寸的规范性。楼梯间的尺寸要符合建筑防火等规范，楼梯的宽度应大于1.2米，以保证挂拐杖的老年人和搀扶老年人者可并排通过。

（2）加装电梯

电梯入户能极大程度地降低老年人在上下楼时的跌倒风险，帮助老年人安全出行。

（3）道路

1）道路的无障碍设计。道路地面高低不平、湿滑，缺少安全扶手，夜间灯光暗，危险处未设置警示牌等因素都会导致老年人跌倒风险增加。应针对道路采取预防跌倒措施：如保持路面平整、干净整洁；在跌倒高发区域设立警示牌；保持社区夜间道路的可见度，增设路灯；定时清理道路障碍物，检查社区道路的安全隐患等。

2）道路的结构模式。在新建或改造老旧社区时，建议采用"小街区、密路网、窄断面"的街区道路模式，能够使老年人以较短的步行距离到达周边街道，从而方便利用社区周边的公共服务设施，如公交、商店等。

3）人车分流。社区内应设置人车分流的交通动线，老年人的行走速度与反应能力较年轻人都有大幅度下降，人车混行易导致老年人行走时需要不断注意周围环境的变化，这不利于其保持姿势的稳定，易发生跌倒。人车分流能有效地避免此类情况的发生。

（4）**活动场所**

1）场地无障碍设计。老年人的活动场地应地面平整，设置防滑铺地且场地坡度不大于3%，在有高差的地方应设置坡道、扶手等。增加保护性设施如"台阶平坦""台阶两侧有扶手""有警示标志"等，同时定期打扫维护，保证场地的安全性。

2）场地布局设计。老年人的日常活动需求基本分为散步、跳舞、亲子游玩等较为吵闹的活动和下棋、休憩等较为安静的活动。在社区的规划时，应考虑到老年人的不同需求，设置合理的动静分区，避免活动冲突产生跌倒的风险。

动区应设置较大面积场地，地面铺装以硬质铺地为主，配以相应的照明设施。在动区内，也需要进行一定程度的场地划分，在场地外围有休息的区域。静区可利用树木的树荫形成活动空间，能激发场地活力，与自然融合。动静空间不应隔绝视线，而是利用场地的原有地形，形成开放而独立的空间。

（5）**服务设施**

1）活动休息设施。老年人因身体功能下降容易产生疲惫感。老年人行走的舒适距离一般在150米左右，因此在社区内应每隔一段适当的距离就设置座椅等公共休息设施；应避免活动场地周边环境或设施对场地内的老年人造成威胁，活动设施的安装应保证适宜老年人使用，避免造成伤害。

2）配套服务设施。社区内应配备日常便民服务、文体、医疗等配套服务设施，以满足老年人的日常生活需求，避免老年人因过远距离的路程而产生跌倒风险。同时医疗设施应能在第一时间为跌倒的老年人进行医疗救助，减少因跌倒而产生的不良结果。

（6）智慧社区

全景监控报警系统。随着科技的逐渐发展，社区内的监控报警系统也愈发完善，采用高清无死角监控、全天候监控和智能分析系统，对防止老年人跌倒及跌倒后的救助有十分重要的意义。

有条件的社区，可设置全覆盖室内外无线网络（WIFI 或 RFID），为老年人配备可定位、具有报警功能的便携移动设备如指环、手环等，老年人一旦发生跌倒等异常情况，便携设备会第一时间报警至监控中心，并发送位置信息，提醒社区人员、家人进行救助。

（六）管理用药

药物是引起老年人跌倒的重要因素，采取包括用药管理在内的多因素干预措施可有效降低老年人跌倒发生率。预防社区老年人药物相关性跌倒的主要工作内容包括通过专业人员对老年人用药方案进行评估，发现引起老年人跌倒风险增加的用药因素，并对药物进行调整，预防管理常见跌倒相关药物的不良反应以及开展防跌倒用药教育。

1. 用药方案评估

用药方案评估是跌倒风险评估的重要内容，应纳入老年人跌倒风险的综合评估中。建议必要时由经过药物治疗管理培训的医疗机构医生或药师依据药物治疗管理流程对老年人用药方案进行评估，非专业人员不可擅自调整老年人用药。药师可在老年人就诊或入院时，以及改变药物剂量或种类时对老年人用药情况进行评估。家庭药师可建立社区老年人电子药历及用药档案，定期评估老年人用药跌倒风险。具体评估流程如下：

（1）收集用药信息

询问老年人所有用药情况，包括药品名称、用药目的、用法用量、疗效、不良反应、过敏史，需涵盖老年人使用的中药和保健品等。

（2）评估药物适宜性

可参考老年人潜在不恰当用药比尔斯标准（Beers Criteria）、老年人不适当处方筛查工具（Screening Tool of Older Persons Prescriptions，STOPP）、《中国老年人潜在不适当用药判断标准》等老年人合理用药辅助工具分析老年人是否存在以下药物治疗相关问题：①不适当用药（药品品种、给药剂量、给药途径）；②需额外药物治疗；③药物不良相互作用；④可疑药物不良事件；⑤增加跌倒风险药物的使用。

排查老年人是否使用增加跌倒风险药品（附录4-1），如使用，需做好记录。

2. 药物调整策略

用药方案评估后，如老年人存在潜在不适宜用药而增加跌倒风险，则需由专业人员按照药物治疗管理流程及时对老年人用药进行调整。

（1）在确保疗效的前提下，选择增加跌倒风险相对较小的药物

尽量避免抗精神病药、抗抑郁药物、镇静催眠药等引起跌倒风险增加药物的使用，如必须使用，可在确保临床疗效的前提下，优先选择跌倒相关性较小的药物：①与第一代抗精神病药物相比，第二代抗精神病药物的跌倒相关不良反应发生率更低，可优先选择该类药物。②与三环类抗抑郁药物相比，选择性5-羟色胺再摄取抑制剂抗胆碱能的副作用较少，对于老年人可作为优先选择。但需注意长期（>6个月）使用5-羟色胺再摄取抑制剂类药物后，骨折发生风险显著增加。③老年人需使用镇静催眠药物治疗时，应避免应用苯二氮䓬类药物，可优先选择非苯二氮䓬类药物。④因第一代抗组胺药中枢抑制作用较强，老年人患有过敏性疾病时可优先选择第二代抗组胺药。

（2）给药剂量个体化

建议老年人采取小剂量给药原则，首次可用成年人剂量的下限用量，用药过程中根据疗效、耐受性以及老年人肝、肾功能（肝功能可依据 Child-Pugh 评分，肾功能可依据内生肌酐清除率）调整给药剂量或给药间隔。

（3）及时停药

需定期评估老年人用药品种。随着年龄增长、生理特点变化及疾病进展，老年人原用药物可能不再适合其当前状态，而一些对症治疗药物在症状消失或作用不明显时亦需及时停用。以下是老年人几种常见需停药的情况：①出现新的症状，考虑为药物不良反应时可停药；②疗程结束后停药；③对症治疗药物在症状消失或作用不明显时应及时停药。

3. 常见跌倒相关药物不良反应的预防管理

药物常见的引起跌倒相关不良反应包括中枢神经系统不良反应、体位性低血压、低血糖等。针对药物与跌倒相关常见不良反应，本《指南》归纳了常见药物的预防管理措施，详见附录 4-2，临床根据附录 4-2 选择具体预防管理措施。以下为各类不良反应的具体预防管理措施。

（1）中枢神经系统相关不良反应的预防管理

1）抗精神病药物所致锥体外系不良反应的预防管理

抗精神病药物所致锥体外系不良反应包括急性肌张力障碍、类帕金森症状、迟发性运动障碍、静坐不能、震颤等，常见于第一代抗精神病药物，而第二代抗精神病药物则较为少见。一般推荐第二代抗精神病药物作为一线治疗选用。同一类药物中的各品种之间存在差异，如第二代抗精神病药物中利培酮和帕利哌酮影响较多，其次为阿立哌唑与齐拉西酮，奥氮平和喹硫平较少见，氯氮平则几乎不引起锥体外系反应。但氯氮平诱发其他不良反应较多，建议谨慎作为首选使用。

①急性肌张力障碍常发生于开始用药的 1 周内或者药物加量时，类帕金森症状常出现在治疗的前几周，一直持续数月，是可逆的，但持续时间长短不一。急性肌张力障碍和类帕金森症状可通过降低药物剂量以及抗胆碱能药物治疗。

②一旦发生静坐不能，可考虑减量，换用其他影响较小的抗精神病药物，

联用 β 受体阻滞药或苯二氮䓬类药物。

③迟发性运动障碍多在使用抗精神病类药物数月或者数年后出现，一般在治疗的前 5 年发生率较高。目前缺乏有效治疗迟发性运动障碍的药物。

抗精神病药物所致的常见锥体外系不良反应表现与处理措施见表 3-7。

表 3-7　抗精神病药物所致锥体外系不良反应预防

不良反应	特征	预防	处理措施
急性肌张力障碍	常发生于开始用药的 1 周内或药物加量时	选择引起锥体外系反应少的药物；从小剂量开始治疗，逐步、缓慢增加剂量	口服或肌注抗胆碱能药物，肌注药物后未缓解可在 30 分钟后重复使用
类帕金森症状	常出现在治疗的前几周，一直持续数月；可逆，但持续时间长短不一	选择引起类帕金森症状较少的药物；从小剂量开始治疗，逐步、缓慢增加剂量	降低抗精神病药物剂量，换用第二代抗精神病药物；口服抗胆碱能药物
静坐不能	常出现在治疗的前 3 个月	选择引起静坐不能反应少的药物；从小剂量开始治疗，逐步、缓慢增加剂量	减少抗精神病药物的剂量；口服 β 受体阻滞药（普萘洛尔 30～60 毫克 / 天）；换用影响较小的第二代抗精神病药物；口服苯二氮䓬类药物
迟发性运动障碍	多在使用抗精神病类药物数月或数年后出现	选择引起迟发性运动障碍少的药物；评估危险因素	换用氯氮平（或其他相对影响少的第二代抗精神病药物）

2）中枢神经系统其他不良反应的预防管理

除锥体外系反应外，药物还可以引起中枢抑制作用、诱发癫痫、导致耳毒性，进而增加老年人跌倒风险。可引起中枢抑制作用的常见药物包括抗精神病药物、抗抑郁药物、镇静催眠药、第一代抗组胺药等。这些药物易引起镇静、嗜睡等不良反应，使用后建议减少活动；镇静催眠药建议上床后服用。

有些药物作用于中枢神经，可能改变神经细胞结构和功能，神经细胞异常放电或被传导放大，从而表现出癫痫症状。可能引起癫痫的药物包括抗精神病药物、抗抑郁药物、某些抗菌药物如碳青霉烯类、喹诺酮类等。抗癫痫药物撤药或停药过快也可能引起癫痫反跳或者加剧癫痫发作。有颅脑外伤史、脑器质性病变、癫痫病史者应谨慎使用可能诱发癫痫的药物。

听力下降是老年人跌倒的危险因素之一。听力损失使得老年人对整体环境认知程度降低、加重认知负担，增加跌倒风险。常见的引起耳毒性的药物主要包括氨基糖苷类抗生素、袢利尿剂。氨基糖苷类抗菌药物应避免与其他耳毒性药物（如呋塞米）合用，如出现先兆症状（头晕、耳鸣），应及时停药。袢利尿剂耳毒性多为一过性，典型的表现为在静脉用药后的短时间内出现耳鸣、耳聋、眩晕等症状，通常在停止用药数小时内恢复。

药物作用于中枢神经系统，影响其功能进而导致跌倒的常见不良反应、常见药物及预防管理措施见表 3-8。

表 3-8　引起中枢神经系统不良反应的常见致跌倒药物及不良反应预防管理措施

不良反应	常见药物	预防管理措施
中枢抑制作用	抗精神病药物	1. 调整药物:可依据各药物镇静作用程度适当调整药物:第二代抗精神病药中,氯氮平的镇静作用最为常见,奥氮平和喹硫平较明显,其次是利培酮和帕利哌酮,齐拉西酮和阿立哌唑较少。 2. 服用应从小剂量开始,缓慢加量。 3. 将每日剂量的大部分在睡前服用,避免或减轻白天的过度镇静
	抗抑郁药物	1. 调整药物:可依据各药物镇静作用程度适当调整药物:TCA 和米氮平的镇静作用强于 SSRI 和 SNRI 类:阿米替林 > 米氮平 > 帕罗西汀。 2. 减量,或在睡前给药
	镇静催眠药物	1. 注意睡眠卫生,老年人失眠首选心理和行为干预治疗,其次考虑药物治疗。 2. 老年人优先选择非苯二氮䓬类药物。 3. 建议上床后服用
	抗组胺药物	1. 第一代抗组胺药物的主要不良反应是嗜睡,老年人慎用。 2. 第二代抗组胺药物不易通过血脑屏障,中枢抑制发生率低,过敏性疾病首选第二代抗组胺药物

不良反应	常见药物	预防管理措施
诱发癫痫	抗精神病药物 抗抑郁药 抗菌药物如碳氢霉烯类、喹诺酮类药物等	1. 选择影响较小的药物。 2. 有颅脑外伤史、脑器质性病变、癫痫病史者应谨慎使用可能诱发癫痫的药物。如必须使用,应严密观察中枢神经系统反应
耳毒性	氨基糖苷类抗菌药物	1. 调整药物:可依据各药物前庭功能失调程度以及对耳蜗神经损害程度适当调整药物:前庭功能失调程度,卡那霉素＞链霉素＞庆大霉素＞妥布霉素。耳蜗神经损害:卡那霉素＞阿米卡星＞庆大霉素＞妥布霉素。 2. 老年人慎用。 3. 监测血药浓度。 4. 避免与其他耳毒性药物合用(如呋塞米),出现先兆症状(头晕、耳鸣),及时停药
	袢利尿剂	呈剂量依赖性,耳毒性表现为耳鸣、听力减退或暂时性耳聋,短期内停药,一般可逆。但在肾功能不全或与氨基糖苷类抗菌药物合用时易发生耳聋,引起永久性耳聋

（2）药物副作用引起体位性低血压的预防管理

体位性低血压是老年人常见症状，年龄、疾病和药物都是体位性低血压的危险因素。多系统萎缩、帕金森病、脊髓损伤等神经系统疾病，以及内分泌系统紊乱、糖尿病性神经病变、严重颈动脉狭窄、主动脉瓣或二尖瓣严重狭窄、缩窄性心包炎、心包积液、梗阻性心肌病、严重消耗性疾病（如恶性肿瘤和吸收不良综合征）等疾病状态均可发生体位性低血压。

体位性低血压也是引起药物相关性跌倒的重要原因之一。根据药物不良反应的关联性评价进行判断，如怀疑由药物引起，需对可引起体位性低血压的药物进行调整。能够引起体位性低血压的药物包括吩噻嗪类药物、抗精神病类药物、三环类抗抑郁药物、抗帕金森病药物、多巴胺受体激动剂、β受体阻滞剂、钙离子阻滞剂、利尿剂、硝酸酯类药物等。

老年人服用降压药物，常会在开始服用时出现体位性低血压，继续服用药物可能会改善。抗精神病药物引起体位性低血压与作用于 α 肾上腺素受体有关，常发生在药物快速加量或剂量偏大时。喹硫平、氯氮平、利培酮和帕利哌酮以及低效价的第一代抗精神病药物如氟哌啶醇和氯丙嗪较为多见，其次是阿立哌唑，而奥氮平和齐拉西酮则少见。

老年人起床时应缓慢下床，在下床站立前先静坐几分钟，利于血液回流，避免体位性低血压的发生。同时，老年人需注意尽量避免可减少静脉回流的活动。如长时间站立，尤其是在炎热天气下的长时间站立，此时可通过双足背屈、蹲坐或弯腰等方式增加站立位的静脉回流，加快心率，从而升高血压。对于静脉回流差的人群可考虑加穿弹力袜等方式增加直立时静脉回流血量，减少体位性低血压的发生。

（3）药物引起低血糖的预防管理

药物是引起低血糖症状的危险因素之一，胰岛素、磺脲类和非磺脲类胰岛素促泌剂均可引起低血糖。格列奈类降糖药物导致低血糖风险低于磺脲类药物；其他类别的降糖药（如二甲双胍、噻唑烷二酮、α- 糖苷酶抑制剂）单独使用时一般不易导致低血糖；应用二肽基肽酶 -4（dipeptidyl peptidase-4，DPP-4）抑制剂、胰高血糖素样肽 -1（glucagon-likepeptide-1，GLP-1）受体激动剂和钠 - 葡萄糖协同转运蛋白 2（sodium-dependent glucose transporters 2，SGLT2）抑制剂的低血糖风险较小，但是应注意多种降糖药物联用时的低血糖风险。如老年人在服药期间出现低血糖症状，应根据药物不良反应的关联性评价进行判断，如怀疑由药物引起，需对可能引起低血糖症状的药物进行调整。

糖尿病患者应随身备用碳水化合物类食品，如发生低血糖，立即食用。而对于服用 α- 糖苷酶抑制剂者需使用葡萄糖或蜂蜜，食用蔗糖或淀粉类食物纠正低血糖效果较差。

4. 用药教育

研究表明，提高老年人对药物导致跌倒风险的认知有利于避免药物引起跌倒事件的发生。应将管理用药预防跌倒的相关知识作为预防社区老年人跌倒健康教育的重要内容之一。建议社区老年人定期进行药物评估，调整潜在不适当用药。医药护人员用药教育与用药交代的重要执行者，应向老年人、家属及看护人员说明药物可能致跌倒的风险，告知服用相关药物后不良反应的预防措施，指导老年人遵医嘱正确服药。

用药教育的主要内容应包括教育老年人及其照护者了解药物可能导致跌倒的风险，帮助老年人养成根据医嘱用药，用药物后尽量卧床休息、减少活动，使用易导致体位性低血压等药物后起床时需静坐片刻方可站立行走等科学用药习惯；使用降糖等药物时应根据作用机制和作用特点指导老年人在不同的时段服用等。

（七）跌倒后处置

老年人发生跌倒，轻者可仅造成擦伤、挫伤、扭伤等轻微外伤，重者可能导致骨折、颅脑损伤，甚至死亡。对跌倒后的老年人要进行必要的现场紧急处置，根据伤情尽快送到医疗机构就诊，检查及处置跌倒后损伤。如果是由于低血糖、脑卒中、心脏病、癫痫、中暑等疾病引起的跌倒，还需要进一步鉴别上述原因并给予处置。

1. 跌倒后的自救

老年人跌倒后，如果附近没有其他人可以提供帮助，要沉着冷静，积极进行自救。

（1）跌倒后不要着急站起来，先进行自我评估。如果有胸痛、呼吸困难、严重出血、浑身湿冷、伤及头部、肢体麻木无力或不能活动等情况，或由于受伤部位疼痛等原因不能自行移动，则在跌倒的位置保持舒适的体位，尽快拨打急救电话或向他人求救，同时注意做好保温。

（2）如果自我评估后不存在上述情况，受伤部位没有严重疼痛，可以尝试慢慢起来。起身过程不要着急，应缓慢分步进行。跌倒时如为背部着地，应先转为俯卧，然后转为跪姿，最后以稳定的物体为支撑慢慢起身，具体步骤可参照框3-1。起身过程中如果感觉到明显疼痛或不适，不要强行起身，应尽快向他人求助。

框 3-1	老年人跌倒后背部着地情况下自行起身方法

1. 如果是背部着地，应弯曲双腿，挪动臀部到放有毯子或衣物的椅子或床等家具旁边，取到毯子、衣物等为自己保温，要使自己处在较为舒适的体位，并向他人寻求帮助。

2. 休息片刻，等体力准备充分后，尽力使自己向椅子的方向翻转身体，使自己变成俯卧位，如图 3-23a。

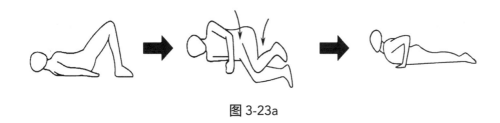

图 3-23a

3. 双手支撑地面，抬起臀部，弯曲膝关节，尽力使自己面向椅子跪立，双手扶住椅面，如图 3-23b、图 3-23c。

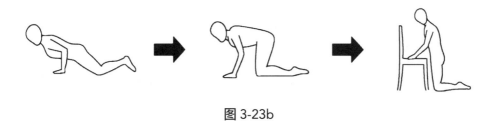

图 3-23b

4. 以椅子为支撑，尽力站起来，如图 3-23c。

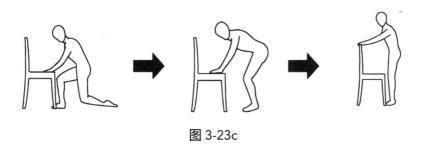

图 3-23c

5. 休息片刻，部分恢复体力后，打电话寻求帮助，报告自己跌倒了。

2. 对跌倒老年人的救助

尽量在跌倒发生现场就开始对跌倒老年人进行救护。对跌倒老年人实施救护的第一反应人通常是朋友、邻居、家庭成员、路人等目睹事件发生的旁观者，他们的呼救或者直接提供的救护会对跌倒的预后产生重要影响。

（1）应急救护原则

1）保证安全

无论老年人跌倒是发生在家中，还是在公共场所，现场都有可能存在不安全因素。在对老年人进行施救前，首先要观察环境是否安全。有车辆行驶的道路、有毒气体存在的封闭环境、火灾现场等都存在一定的不安全因素。现场存在不安全因素时，应先将老年人转移到安全处，或在保证老年人和救助者安全的情况下再进一步救护。

2）防止感染

施救时要做好个人防护和对受伤老年人的保护。处理可疑患有体液接触传染病的老年人时，要避免用裸露的手触摸伤口和血液。

3）合理救护

针对不同伤情采取适当的救护措施，避免老年人长时间伏地。如果现场安全，在救护车到来之前，不宜移动跌倒后伤情较为严重的老年人。伤势较重的老年人避免进食、进水，以免影响后续可能的手术。做好老年人的保温，避免发生低体温。

4）心理支持

针对老年人可能出现的烦躁不安、激动、恐惧等情绪波动，施救者要关心和理解老年人的情感，守护和安慰老年人，做好人文关怀。

（2）检查和处理伤情的方法

1）检查意识

施救者用双手轻拍老年人的双肩，并在其两侧耳边大声呼唤，观察老年人是否有反应。如果老年人没有反应，即可认为意识丧失，要立即呼救；如果老年人有反应，应继续检查伤病情况，采取相应的处理措施。

2）检查气道

对没有意识的老年人，要保持其气道通畅，避免因舌后坠而阻塞气道。在保持呼吸道通畅的情况下，检查其有无呼吸或异常呼吸。

3）检查呼吸

检查呼吸的方法包括倾听老年人有无呼吸声、观察老年人胸腹部有无起伏和施救者面颊能否感受到老年人呼吸所产生的气流，用时约 10 秒钟。如老年人无意识、无呼吸（或为叹息样呼吸），要立即开始心肺复苏。

4）检查循环

可以通过触摸桡动脉搏动和观察指端毛细血管复充盈时间来检查循环。搏动存在和复充盈时间在 2 秒钟以内者，为循环良好；搏动不存在或复充盈时间大于 2 秒钟者，为循环衰竭的表现。

5）检查清醒程度

在施救过程中，要随时检查老年人的清醒程度（神经系统有无功能障碍），判断伤情是否发生变化。

6）详细检查伤情

在老年人情况较平稳、现场环境许可的情况下，充分暴露受伤部位，以便进一步检查和处理。检查包括头部（眼、耳、鼻、口）、颈部、胸部、腹部、上肢、下肢、骨盆和脊柱等，同时询问发生跌倒的经历和病史。检查时，应注意老年人是否随身携带医疗信息卡。

发生少量出血时，先用清水和肥皂清洗伤口周围，用干净柔软的纱布或毛巾擦干伤口周围，用创可贴或干净的纱布等包扎伤口。出血较多时，首选直接压迫止血法控制出血，无法控制时，受过专门训练的人员可以使用止血带止血。

当怀疑老年人出现头外伤、脊髓损伤、骨折等较严重损伤时，如果现场环境安全，尽量使老年人保持原体位不动，尽快拨打急救电话。如果现场环境不安全需要转移老年人，应先对骨折处进行固定后再转运。怀疑发生脊柱骨折时，在尽量保持老年人的脊柱没有旋转、折弯等情况下进行移动。如果发生扭伤，不要揉搓受伤部位，应冷敷以减轻肿胀和疼痛，并用弹性绷带加压包扎。如有可能，垫高伤肢以缓解肿胀。

老年人跌倒后可能因跌倒发生特点、发生环境、老年人健康和患病情况的不同，而出现不同部位、不同器官系统、不同严重程度的损伤，其现场处置方法请参阅相关专业资料。

（八）其他

1. 适老辅具的使用

衰老、病患、残疾等原因可能影响老年人身体功能，增加其跌倒风险，影响其生活质量。通过一定的适老辅助适配评估，为老年人科学、合理配备适老辅具，可帮助使用者减少障碍，降低跌倒风险，提高生活质量。

适老辅具也称适老辅助器具或适老功能辅助器具，是指在一定环境下使用的辅助失能老年人发挥潜能、克服环境功能障碍的器具。适老辅具既有对老年人功能的代偿与补偿，也有对护理者护理能力补偿的作用。科学合理地选择和使用适老辅具是预防老年人跌倒，实现其生活重建，减轻护理者护理强度的重要手段。

（1）常用的跌倒预防相关辅具

老年人用的辅助器具种类繁多，与跌倒预防相关的适老辅具主要包括手杖、适老助行器、适老功能轮椅、助力扶手、适老坐便器、适老洗浴椅、适老功能护理床等（表3-9）。不同适老辅助器具的特点、使用人群、使用要点可咨询相关领域的专业技术人员或查阅相关专业资料。预防老年人跌倒实践过程中，应对老年人进行使用适老辅具预防跌倒的宣传教育，帮助老年人建立通过主动、科学地使用适老辅具预防跌倒的理念，注意纠正那些认为使用适老辅具就代表衰老、无能的不科学的观念。

表 3-9　常用预防老年人跌倒相关适老辅具

名称	示意图	简介
适老手杖		也称手拐,是移动助行类最简单便携的辅助器具,也是老年人最常用的防跌倒辅助器具之一。通过手的触及感和支撑感来掌握行走的平衡稳定,可分担下肢承重负荷,下蹲、蹲起、坐起时辅佐搀扶支撑,起到防止跌倒的作用
适老助行器		属于助行移动类辅助器具,主要用于老年人保持站立、行走等功能补偿和支撑,起到辅助身体支撑、辅助站立行走、辅助蹲起或坐起,保护老年人安全的作用。适用于下肢有一定支撑能力和迈步能力,但肌力很弱、平衡和协调能力较差的老年人。 助行器一般能够提供较高的支撑力和稳定性,减轻使用者下肢负重,保持身体平衡,但行进速度慢,上下楼梯较困难。助行器种类很多,主要分为轮式、柱式、轮柱混合式,选择时要根据使用者自身状况和需求选择适合自身需要的类型。使用助行器一定要保证有足够环境空间
适老功能轮椅		轮椅是替代人体下肢功能障碍、克服行走困难的代步工具。轮椅可根据其结构特点、材质、驱动方式、功能特点等划分为多个种类,选择使用轮椅应注意相关参数符合使用者需求、身体条件和使用环境。注意轮椅刹车功能、防翻功能、安全带等方面,防止在使用轮椅过程中发生跌倒。同时,老年人及其照护者要了解轮椅使用的注意事项,掌握使用轮椅的技能
适老助行购物车		适用于腿脚行动缓慢的老年人外出购物和休闲时使用,可折叠后放置于狭窄的空间处,外出携带方便,扶手高度可调节,座位下设有网袋,可放置随身物品

名称	示意图	简介
适老扶手	移动扶手	在老年人的活动半径范围内设置可移动扶手,可以是立地支撑类扶手,也可以是固定于地面与天花板之间的扶手,一般置于老年人床旁、沙发旁、马桶旁、浴缸旁,用于上下移位的支撑
	移动组合扶手	若干个固定于地面与天花板之间的扶手,通过横杆扶手连接组成的扶手组合体,将老年人卧室、客厅、卫生间连接在一起
	工程类扶手	运用工程手段安装于卫生间、浴室、走廊等区域地面或墙壁的扶手
适老功能护理床		具有床体升降功能,床面距地面高度不小于250毫米,实现老年人屈膝90度,脚踏实地上下床。床的护栏部分具有向外折展150度功能,便于老年人上下床时用手抓握。床面可升高至700毫米,便于护理人员站立护理
适老坐便器		适老坐便器是供老年人坐着如厕时所使用的椅子,分为可折叠和不可折叠两类。可以当椅子和洗澡凳用,带扶手的可以方便老年人坐立,有座位加宽的适合体型偏胖的人使用,还有高靠背型和加在马桶上等类型等。移动困难的老年人,在使用适老坐便器时,坐便器本身或坐便器旁边应设置相应扶手供老年人扶握
适老洗浴椅		适老洗浴椅的类型可分为高度可调节型、无椅背型、有椅背型、有扶手型、座面旋转型、扶手可上调型、带轮椅型等。老年人洗澡专用轮椅的种类很多,有在洗澡专用椅的脚上安装轮子的轮椅,有四轮型轮椅,有像看护型轮椅一样后轮比较大的轮椅,还有坐面呈U型或者O型的轮椅等

（2）手杖

手杖是辅助支撑老年人行走的工具，由手柄、杆、橡胶头组成，正确的使用应该掌握在健侧腿侧。手柄是指使用者手握的部位，由于人手掌的大小不一，所以要选择容易使力，大小合适的手柄。杆是笔直的，带有适当重量，落地的稳定性高。手杖在支脚与地面接触的部位应配有橡胶垫，橡胶垫有防滑、减震、耐磨等作用，以确保支撑的稳定。橡胶垫在接触地面时，必须承担所有重力，防滑尤为重要。

可通过以下方法来决定杆的长度。第一种方法：自然站立，两手自然下垂，手关节（桡骨点状突起）到地面的距离（图3-24）。第二种方法：把胳膊（自然垂直时）伸向常用手臂手指尖前方15厘米，再向外侧15厘米的位置，将胳膊弯曲大约30度后此时可握住能够笔直立在地面上手杖的长度。第三种方法：地面到股骨大转子的距离。这三种方法测量出的长度是一样的。在挂手杖时，使胳膊轻微弯曲30度时，可以发挥肱三头肌的最大力量。此外，手杖的长度和老年人穿的鞋子也有关系，穿平时穿的鞋子进行测量为宜。

手杖一般分为单拐、三角拐、四脚拐、带座拐、轮式手拐、带灯拐、多功能手拐等，各类手拐的功能、特点有所不同，见表3-10。

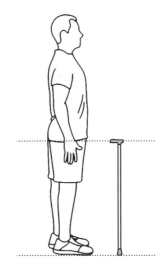

图 3-24　拐杖的长度选择示意图

表3-10　各类手杖的功能特点

手杖种类	图示	功能特点	使用范围	使用要求	注意要点
1. 单拐		一个支脚与地面接触，仅有一个触点，辅助支撑力度小	适于身体虚弱或下肢支撑力量不足的老年人	单侧手及上肢支撑能力良好	拐头容易磨损，须及时更换；手杖调节键、弹珠工作稳定

手杖种类	图示	功能特点	使用范围	使用要求	注意要点
2. 三脚拐		三角拐支脚与地面有三个触点,地面支撑稳定,特别是在不平坦路面上呈三角支撑,比四脚拐支撑稳定性强	适于偏瘫康复初期或单下肢功能障碍、步速缓慢者,可在室外不平坦路面使用	同上	同上
3. 四脚拐		四脚拐与地面有四个触点,底面积大,支撑力度强,承重也增加,适合在平坦路面使用。但拐的重量增加,较单拐笨重。由于地面形成多个平面,在路面凹凸不平时,四个支点不能平放,会出现摇摆不稳	适于偏瘫康复初期,或单下肢功能障碍步态不稳,行走缓慢者。当步态稳定、行走速度增加,四脚拐杖就会成为行走障碍,容易出现绊脚现象,此时应更换为单拐	四脚拐重量增加,要求使用者单手及上肢持重能力好	按压手杖调节弹珠时,要听到"咔哒"声,使弹珠完全卡入孔内,确保支撑安全稳定
4. 助站拐		有高低两层手柄。低层扶手手柄辅助坐起、蹲起支撑,高层扶手手柄辅助站立行走支撑	适合单下肢功能障碍,如膝、髋、踝关节活动功能受限,下蹲、蹲起、坐起等动作困难者	同上	同上
5. 座椅拐		在单杖基础上增设了一个圆盘折叠座椅,座椅下有三角形支撑的支脚,以增加稳定性	适合行走缓慢的老年人,行走途中可以休息	椅座底盘小,稳定性不足,不适合久坐。要求手柄位于身体前方,呈跨坐姿势,手柄有助于支撑	定期检查折叠部分螺丝是否松动

手杖种类	图示	功能特点	使用范围	使用要求	注意要点
6. 轮式手杖		手杖上端设有线闸，手把连接线闸控制轮子的静与动。支脚下端有四个小轮便于滑动	适合身体虚弱老年人，辅助行走和提携物件	使用者单手功能良好，能通过手闸控制拐杖速度	定期检查线闸有无损坏、小轮有无松动

资料来源：王文焕. 老年人辅助器具应用［M］. 北京：中国人民大学出版社,2016.

（3）辅助器具适配评估

选择适老辅具时并不是辅助器具功能越全、技术含量越高越好，应以适合老年人需求、适用于环境、有助于发挥其功能替代和补偿作用、预防跌倒、保证安全为重点。进行辅助器具的适配评估是保证切实发挥使用辅助器具预防跌倒、提升老年人生活质量的重要保障。

辅助器具适配评估，是指专业人员对辅助器具使用者的身体功能、辅助器具功能、使用环境、使用效果、合适与否的测评，通过评估量表完成。辅助器具适配评估的主要内容包括使用者需求评估、辅助器具评估、辅助器具使用环境评估、辅助器具适用性评估、辅助器具使用前评估、辅助器具使用后评估等。其内容广泛，涉及医学、工程学、建筑学、心理学、社会学等多学科。全面的辅助器具适配评估需要多学科团队合作实施。基层社区卫生服务机构往往资源、技术能力有限，专业人员不足，开展全面、综合的适配评估有一定难度，应尽可能争取资源，开展力所能及的适配评估服务。

2. 跌倒相关疾病防治

部分跌倒的发生与某些疾病有关。有些疾病是导致老年人跌倒的主要原因，同时老年人跌倒后可能造成新的损伤、加重原有疾病。针对老年人跌倒相关疾病进行积极预防与治疗，既是出于预防跌倒的需要，也是促进老年人身体健康需要。

医疗卫生工作人员应主动了解老年人跌倒相关疾病情况。在就诊过程中，医务人员应主动询问老年人近期跌倒情况，并分析可能与跌倒相关的疾病情况。无论老年人有无跌倒史，医疗卫生工作人员都应注意了解老年人跌倒相关疾病的患病情况。神经系统疾病、心血管疾病、骨骼关节肌肉疾病、前庭系统疾病、眼部疾病、代谢性疾病、心理疾患、认知障碍等多种疾病都与跌倒发生有关。各种疾病导致老年人跌倒风险增加的机制有所不同，防控内容庞杂不一。对于未患有跌倒相关疾病的老年人，积极开展一级预防，通过建立良好生活习惯，控制危险因素以预防跌倒相关疾病发生。对于患有跌倒相关急、慢性疾病的老年人，医疗卫生工作人员应根据相关疾病的诊疗指南，提供相应的治疗、康复、疾病管理等健康服务。

3. 害怕跌倒心理的干预

害怕跌倒心理简称害怕跌倒，与跌倒互为因果，跌倒是害怕跌倒的危险因素，而害怕跌倒可导致老年人限制自己的活动，躯体功能下降，降低跌倒自我效能，增加跌倒风险。对害怕跌倒进行干预，提升老年人跌倒自我效能水平，可降低跌倒风险。现有证据表明，通过太极拳、瑜伽、步态锻炼、平衡能力锻炼等运动方式进行干预，可以改善社区老年人害怕跌倒心理。除运动干预外，通过认知行为疗法，帮助老年人形成预防跌倒的正确认识和行为习惯，也可增加老年人的跌倒效能，减轻其对跌倒的恐惧。联合使用运动干预和认知行为疗法也对改善老年人害怕跌倒起到积极作用。

4. 康复

跌倒可造成老年人上肢、髋部、脊柱、颅骨骨折等严重损伤，这些较严重的损伤需要进行康复治疗。及时进行科学的康复训练可以加速人体受伤后身体恢复的进程，预防和减轻其后续功能障碍程度，降低损伤对生活能力、生活质量的影响，最大程度地帮助老年人恢复日常生活能力。需要注意，骨折等伤病的康复专业性强，要在专业医生指导下进行，不要自行实施。

四、社区老年人跌倒防控项目的组织实施

社区是开展老年人跌倒防控项目的重要场所。组织实施基于社区的老年人跌倒防控项目是现阶段具有一定可行性的老年人跌倒预防工作模式。老年人行为模式复杂多样，学习和接受新知识理念有其自身特点，行为改变难度较大，环境适老化改造需要一定条件，社区老年人健康服务提供者缺乏跌倒防控技术能力，缺乏工作经验等使得通过社区开展老年人跌倒防控工作存在一定难度。通过科学的项目设计、组织和实施社区老年人跌倒防控项目是保证干预活动科学有效的关键。本部分对社区老年人跌倒防控项目的工作流程、社区诊断、方案设计、组织实施、质量控制和评估等方面予以简述。由于城乡地区在老年人跌倒危险因素流行状况、区域可利用资源等方面存在差异，因此在选择预防老年人跌倒干预策略与措施、调查问卷、评估工具等时，应根据当地实际存在的老年人跌倒危险因素与可利用资源进行合理安排。

组织实施社区老年人跌倒防控项目可基于格林模式（又称 PRECEDE-PROCEED 模式），其设计实施主要包括开展社区诊断、制定项目计划、推进项目实施、开展项目评估等四个主要步骤（图 4-1）。

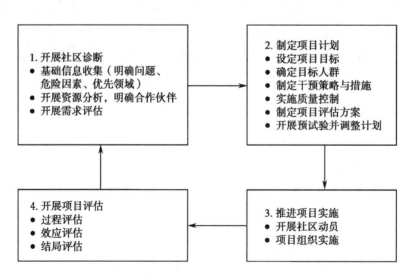

图 4-1　社区老年人跌倒防控项目组织实施流程图

（一）社区诊断

老年人跌倒防控项目应根据不同地区老年人跌倒的流行情况、危险因素、社区条件和可利用资源等方面的实际情况进行设计。在设计项目计划前，进行社区诊断是不可或缺的一项工作。老年人跌倒的社区诊断，就是多途径收集项目社区老年人跌倒相关信息，明确跌倒主要问题与危险因素；对社区现有资源与未来可获得资源进行分析，明确项目可利用资源；基于社区诊断与资源分析，寻找并确定与老年人跌倒防控相关的项目合作伙伴；明确各相关方需求，就项目优先领域和职责分工达成共识。老年人跌倒的社区诊断主要包括收集分析老年人跌倒相关基础信息、分析现有资源、明确合作伙伴、分析各方需求、明确优先领域等。

1. 收集分析基础信息

基础信息的内容主要包括社会人口学信息（社区特点、人口学特征等）、流行病学信息（老年人跌倒死亡率、发生率、流行特征等）、行为与环境信息（老年人跌倒相关知识、态度与行为，跌倒相关环境危险因素等）等。信息采集可通过问卷调查、现场观察、访谈、专题小组讨论、收集二手资料等形式。调查老年人跌倒发生情况时，应采集跌倒发生过程中最基本的信息，如跌倒发生时间、地点、活动、受伤情况、危险因素等，可参考附录6设计适合本地区的老年人跌倒发生情况调查表。通过分析本地区老年人跌倒的流行特征及主要危险因素，为明确项目优先领域提供基础性的参考。

2. 开展资源分析与明确合作伙伴

社区老年人跌倒防控项目需立足现有资源，争取多方参与。

（1）政策资源：通过文献检索、关键人物访谈等方式，了解和梳理现有和即将出台的针对老年人跌倒防控的法规、政策等。

（2）信息资源：包括社区老年人跌倒基础信息、既往开展相关项目信息、媒体报道情况等。

（3）人力资源：包括开展社区老年人跌倒防控项目的主要负责人、技术人员与管理人员、社区志愿者、家庭照护者等。

（4）财力资源：主要包括目前可用的项目经费、其他可能获得的经费支持等。

（5）物力资源：主要包括是否具备开展社区老年人跌倒防控工作所需的仪器与设备（例如有无平衡能力测试仪）、活动场所（例如有无适合组织运动锻炼的场地），相关材料（例如能否提供免费的防跌倒辅助工具）。

（6）时间资源：主要包括社区老年人跌倒防控项目实施的时限、项目人员投入工作时间等。

社区老年人跌倒防控项目开展需多方参与，应在合作共赢基础上，积极寻求不同领域和部门的项目合作单位协作。项目合作单位可以是与社区老年人跌倒防控相关的部门、机构、组织等，也包括能够协助项目活动开展的商业机构、公益组织、媒体、个人等。

3. 分析需求，明确优先领域

通过对当地老年人跌倒相关基础信息和资源的分析，已经可以初步明确开展预防老年人跌倒项目的客观需求。此外还需了解项目干预目标人群和项目实施方的主观需求，主要包括两方面内容，一是了解项目各合作单位、伙伴所拥有的资源与能力，参与项目工作希望达到的目的与需求。二是了解目标人群（老年人、老年人子女等）对预防跌倒的需求、参与意愿，以及对干预活动设计的建议。

通过上述过程，明确本地老年人跌倒干预的优先领域、重点内容、合作团队和初步分工。同时，拟干预危险因素的可改变性、重要性等也应作为明确干预优先领域中重点考量的内容。

（二）项目计划

一份完整的老年人跌倒干预项目计划书应包括项目背景、项目目标、目标人群、项目实施的地点与时限、干预方法和内容（策略、措施、活动等）、质量控制、项目评估、组织实施机构与职责分工、时间进度、经费使用等。其中设定项目目标、确定目标人群、制定干预策略与措施、制定质量控制和项目评估方案等是重点内容。基于对老年人安全性的考虑，项目计划中也应包括安全保障和应对可能的突发事件的内容。项目计划制定过程中要突出老年人的主体地位，体现老年人的意愿，同时应尽量满足各项目合作方的需求。因此，制定项目计划应是合作团队共同完成的过程，根据情况可让干预对象参与项目计划制定过程中。应避免项目计划完全由某一方单独拟定，其他合作方完全没有参与项目计划制定过程及被动参与项目的情况出现。

1. 设定项目目标

项目目标是项目计划核心内容，是项目目的的具体化，在制定项目计划初期就需要考虑与明确。目标可以分为两级（框 4-1），第一级是总体目标，即希望项目实施后达到的相对宏观的、远期的理想结果；第二级目标是具体目标，是对总体目标的具体描述。制定时应遵循 SMART 原则，即具体（S）、可度量（M）、可实现（A）、相关性（R）和时限（T）。

框 4-1   某城市社区老年人跌倒综合干预项目目标设定

一、总体目标

通过开展为期两年的以健康教育、环境改善、运动干预等策略措施为主的社区老年人跌倒综合干预项目，降低项目社区 60 岁及以上老年人跌倒的发生，提高老年人健康水平。

二、具体目标

两年的干预活动结束后，目标人群应达到：

1. 跌倒年发生率较前一年度同期水平下降 15%。

2. 老年人跌倒预防控制知识知晓率较基线调查提高 40%。

3. 参与运动锻炼的比例较基线调查提高 10%。

4. 家庭环境自我评估比例达 25%，家庭环境改善比例达 10%。

项目目标设定后，如果确因一些客观原因需进行调整，则应在征求项目团队成员认可后谨慎调整。

2. 确定目标人群

目标人群就是社区老年人跌倒防控项目拟施加干预的对象。应根据项目目标和项目拟实施的干预策略与措施来选择合适的目标人群，可结合社区诊断资源分析状况，重点关注某类老年群体（如跌倒高风险老年人、独居老年人等），同时从项目预期效果或实施安全性考虑设定纳入与排除标准（框 4-2）。一个项目可以仅关注一个目标人群，例如老年人或老年人照护者；也可设定多个目标人群。当一个项目包含多个目标人群时，应根据干预产生的不同作用、目标人群对实现干预目的的重要性对其予以区分。例如可以将目标人群分一级目标人群（直接接受干预人群，例如老年人）、二级目标人群（对一级目标人群有直接或重要影响人群，例如共同居住的老伴、社区医务人员等）和三级目标人群（对一级目标人群有间接影响人群，例如媒体从业人员等）。

| 框 4-2 | 某运动锻炼对社区老年人平衡能力影响研究项目中目标人群的选择条件 |

一、目标人群

2019—2020 年在某社区居住的 60 ~ 80 岁常住居民，通过问卷和量表评估等方法筛选符合纳入标准且不在排除标准内的老年人参与项目。

（一）纳入标准

1. 年龄 60 ~ 80 岁的常住人口；

2. 仅进行日常身体活动，平时无运动锻炼习惯（如太极拳、八段锦、五禽戏、交际舞、广场舞、游泳、登山、健步走、扭秧歌等）；

3. BERG 平衡量表得分评分 ≥ 30 分，且 < 40 分；

4. 肢体活动自如，能参加运动锻炼；

5. 预计未来 12 个月均在现居住地居住。

（二）排除标准

1. 处于疾病急性期或慢性疾病急性发作期；

2. 患有心脑肾肝、呼吸系统、血液系统等疾病，且不耐受运动者；

3. 患有癫痫、抑郁症、痴呆等神经和精神疾病无法掌握运动锻炼方法者；

4. 有明确的影响平衡能力疾病的患者（如深感觉障碍、前庭、小脑、视觉系统病变、眩晕、梅尼埃病等）。

3. 制定干预策略与措施

确定干预策略、制定干预措施及相关活动是项目计划最核心的部分，也是专业性最强的部分。应通过查阅专业书籍、技术指南、专家共识、文献资料等多种途径，参考国内外公认的干预策略及被证实有效或预期有效的干预措施，结合项目目标、可利用资源与需求制定。每项活动要紧紧围绕干预策略与措施进行策划，与目标、干预策略与措施无关的活动不应涉及（框 4-3）。

框 4-3　某社区预防老年人跌倒综合干预项目（环境改善策略与措施）

干预策略：改善社区老年人居家环境，去除增加跌倒风险的环境危险因素。

干预措施 1：开展老年人家庭环境评估与反馈

活动 1：由专业项目人员在项目干预第 1 个月到老年人家庭，运用《老年人跌倒居家环境危险因素评估表》进行环境评估，并根据评估结果发放《改进建议书》。

活动 2：由专业项目人员在项目干预第 7 个月和第 13 个月到老年人家庭再次开展评估，并记录环境改造情况，并根据评估结果再次发放《改进建议书》。

干预措施 2：家庭环境适老化改造

活动 1：项目组织方进行居家环境适老化改造，内容包括室内地面防滑处理、卫生间安装扶手、更换不合适灯具。

活动 2：项目组织方赠送小夜灯、浴室防滑垫、防跌倒警示贴。

---

4. 制定质量控制方案

质量控制的目的在于监控项目实施整个过程，保证项目按照计划实施，查找项目措施、活动出现问题的原因，并及时纠正。质量控制应贯穿整个项目的设计、实施与评估的各个环节，如在项目启动前，通过预试验或专家咨询对项目计划的科学性和可行性进行论证；在项目实施前，针对所有项目人员进行培训，使用统一培训材料，培训考核合格后才能从事项目工作；在项目实施时，采用统一的工具与方法，组建督导团队，必要时进行情况了解或信息复核；在项目评估时，使用标准化的评估工具和方法，对项目的实施过程及效果进行评估。质量控制方案中不仅要包含各个环节的质量控制内容、要求、指标等，还应包含发现质量问题后的解决方法。

5. 制定项目评估方案

评估工作可以判断项目工作是否有效及效果程度。评估方案是项目计划中的必要内容，不是在项目实施结束后才开始设计实施的。项目评估方案中应明确将要开展的评估类型（过程评估、影响评估、结局评估等）、评估对象、时间、方法、工具、指标等。对于计划开展实施时间较长，范围较大的项目，在制定项目评估方案时应考虑设置阶段评估，以便更全面地反映项目工作。

6. 开展预试验和调整计划

有些预防老年人跌倒的干预措施可在确定项目计划前，组织开展小范围的预试验，以检验项目设计、干预工具、评估方法的科学性和可行性，并根据预试验的结果调整与完善项目计划。预试验可针对某一干预环节、方法、工具进行，但选择人群应与正式实施项目人群类似，所有流程和条件应与正式实施项目时尽可能一致。

（三）项目实施

社区老年人跌倒防控项目实施应主要包括社区动员与项目施行。

1. 社区动员

社区动员是把满足社区居民健康需求的社会目标转化为群众广泛参与社会行动的过程。在社区老年人跌倒防控中，社区动员是指促使社区和社区人群积极参与到该项活动的整个管理过程。主要目的是动员社区老年人主动参与项目活动，并承担项目实施责任，保证项目计划落实。如组织社区老年人参与一些互动性较强的预防老年人跌倒主题活动，以激发社区老年人的兴趣等。社区动员的最终目的是提高社区群众意识，激发参与项目动机，形成社会支持力量，确保拟开展的项目工作能够顺利施行。

2. 项目施行

项目施行主要包括建立组织机构、项目启动与培训、项目活动开展、质量控制等。

（1）建立组织机构

项目组织机构通常包括领导小组与工作小组（或称技术小组）。项目领导小组成员主要由各项目合作单位的项目负责人组成。领导小组成员应熟悉项目计划，负责项目计划、经费预算审批，提供政策支持，协调解决重大疑难问题。项目工作小组由各项目成员单位和执行单位的专业人员组成，负责具体执行项目活动，定期检查和监测，确保项目顺利执行。可确定项目技术牵头单位，成立项目办公室，负责协助项目领导小组开展项目日常管理；对于项目执行、督导等发现的重大问题，整理提交项目领导小组讨论解决办法并监督落实等。

（2）项目启动

在明确项目组织机构，落实项目施行所需人员、物资准备的基础上，启动社区老年人跌倒防控项目。项目启动时，参与项目的各合作单位领导及相关人员均要到场。启动仪式的目的主要在于让公众更好地了解项目的意义、项目主要内容等；同时，各合作单位的集体亮相也是对公众的一个表态与承诺，为后期项目的顺利施行奠定良好的基础。

（3）培训

项目执行人员工作能力、工作责任心与项目实施能否顺畅及项目质量密切相关。培训目的就是要让执行人员充分理解项目目的、意义，掌握项目内容、方法、要求，学习相关知识与技能；通过多种手段激发执行人员工作热情和主观能动性。应根据不同项目工作需求有针对性地开展人员培训，对技能训练需要特别重视，培训合格后方可从事项目工作，并建立工作质量考评机制。

（4）项目活动开展

项目活动是项目施行的核心，它不仅是项目目的的具体表达，也是项目采取的干预策略与措施的重要载体。项目活动开展前要细化该活动的具体活动内容、活动指标、活动时间、负责人员和活动资源等（框4-4），在活动开展时要尽量按照既定活动方案施行，同时记录活动开展相关情况（如老年人出勤情况，活动开展实际时长，老年人对活动的态度等），在活动结束后还需要将活动开展时发现的问题进行梳理与总结。

框 4-4　社区老年人预防跌倒运动小招式教学活动计划

一、活动名称

老年人预防跌倒运动小招式小组教学（第 3 次课）。

二、活动指标

1. 教学对象。某社区参与教学的 A 组 60～70 岁老年人，共 8 人；

2. 活动时长。30～45 分钟。

三、活动时间

2021 年 5 月 6 日下午 14：00-14：45。

四、活动地点

社区老年活动中心一楼活动室。

五、教学内容

1. 热身活动（5 分钟）；

2. 复习前两次活动所学的平衡能力锻炼方法（10 分钟）；

3. 学习锻炼下肢肌肉力量的方法两个（20 分钟）；

4. 整理活动（5 分钟）；

5. 制定周计划，预约下次活动时间（5 分钟）。

六、负责人员

1. 主讲老师。张老师（社区卫生服务中心预防保健科）；

2. 助教老师。李老师（社区卫生服务中心预防保健科）；

3. 活动志愿者。王某，钱某，郭某（社区居委会义工）。

七、活动物资

投影仪、幕布、桌椅、多媒体教学课件与视频、急救药品等。

（5）实施质量控制

严格落实项目计划中各项质量控制措施，包括项目实施进度（如是否按照时间进度表落实各项干预活动等），实施内容与开展情况（如干预内容是否与计划一致），相关监测数据收集（如每月老年人跌倒信息收集完成情况等），经费使用情况（如经费执行率等）。质量控制方法可以是记录与报告、现场考察与参与、审计等。实施质量控制时，要重点记录未按项目计划要求开展的原因，并提交项目领导小组讨论解决。

（四）项目评估

项目评估包括过程评估、效果评估、总结评估等。通过开展项目评估，发现项目施行与计划间差异与原因，考量项目取得的成效，对项目存在的不足提出改进建议，为项目的可持续开展与推广提供助力。

1. 过程评估

过程评估是根据项目目标与计划，系统地考量与比较项目计划与项目实施间的差异，对项目执行情况做出判断的过程。过程评估应贯穿项目施行全过程，目的在于控制项目实施质量，有效监督和保障项目计划顺利施行。过程评估主要通过查阅项目材料、开展专题调查、现场观察、访谈等途径实施。过程评估内容主要包括项目活动执行率、活动覆盖面、活动质量、资源利用情况、工作人员工作情况、目标人群满意度等。如开展项目涉及合理用药，则针对完成药物评估老年人数占计划参与老年人总数的比例，接受医生建议完成药物调整的老年人比例等进行评估，判断活动实际执行情况。过程评估的结果应适时分享给各项目合作方。如在过程评估中发现干预活动组织实施、接受度、依从性等方面存在可能严重影响项目质量和效果的较大问题时，可组织项目合作方共同研讨，决定是否需要对项目计划进行调整及如何调整。

2. 效果评估

效果评估的主要目的在于对所实施项目的价值做出科学的判断。开展效果评估应选择科学评估方法，设立适宜评估内容与指标，并在此基础上对项目进行总结概括，判断项目是否有必要推广。

（1）**评估类型与方法**

效果评估可分为效应评估（又称近中期效果评估）和结局评估（又称远期效果评估）。效应评估是评估所实施项目导致目标人群相关行为及其影响因素的变化，重点在于对目标人群知识、态度、行为的直接影响。如项目实施前后，目标人群对于预防老年人跌倒核心信息掌握情况是否发生变化，变化程度如何等。结局评估是着眼于项目实施前后目标人群健康状况乃至生活质量的变化，主要包括健康评估和经济评估等。如评估开展社区老年人跌倒综合干预项目前后，老年人跌倒发生率变化情况如何等。

（2）**评估内容与指标**

针对不同评估类型与方法，应选择相应的评估内容与指标。

1）效应评估内容与指标。效应评估内容主要包括目标人群的知、信、行改变和相关影响因素的改变。评估指标可根据项目实施的干预措施来设定，如针对健康教育可设立预防老年人跌倒核心知识知晓率等指标；针对居家环境改善可设立居家环境适老化改造家庭构成比等指标；针对运动干预、合理用药等干预可设立参与体育锻炼率、服用药物调整比例等指标。

2）结局评估内容与指标。结局评估内容主要包括健康评估和经济评估。健康评估指标主要包括生理和心理变化指标、疾病与死亡指标、生活质量指标等，如老年人跌倒效能量表得分情况、老年人跌倒发生率及死亡率、老年人日常生活能力量表得分情况等。经济指标主要指成本 - 效益分析和成本 - 效果分析，反映改变人群健康状况所带来的远期社会效益和经济效益。如通过项目实施所花费的经费总额与通过项目实施减少老年人跌倒所获得的经济效益总额（如节省的医疗费用等）的比较来反映项目的经济效益。

需要提出的是，效果评估内容与指标设定要与具体实施项目紧密相关，不是所有类型的评估指标都需要设立（框 4-5）。

框 4-5   **某社区预防老年人跌倒运动干预项目效果评估指标**

一、效应评估内容与指标

（一）健康教育相关内容与指标

1. 老年人运动干预核心知识知晓情况的变化。评估干预措施实施前后，目标人群的体育锻炼核心知识知晓率变化情况。

$$体育锻炼核心知识知晓率 = \frac{相关知识题目均回答正确的人数}{参与回答相关知识题目的所有人数} \times 100\%$$

2. 对体育锻炼态度的变化。评估干预措施实施前后，目标人群认为老年人要减少体育锻炼的构成比变化情况。

$$持老年人应减少体育锻炼态度的人数构成比 = \frac{选择"同意"选项的老年人数}{回答老年人该题目的所有老年人数} \times 100\%$$

（二）运动干预相关内容与指标

养成规律体育锻炼的老年人的比例变化。评估干预措施实施前后，目标人群近 3 个月完成指定强度体育锻炼的老年人比例变化情况。

$$完成指定强度体育锻炼老年人构成比 = \frac{近 3 个月完成指定强度体育锻炼的老年人数}{参与干预项目的老年人总数}$$

$$\times 100\%$$

二、结局评估内容与指标

健康评估相关指标

1. 老年人跌倒发生率的变化。评估干预实施前后，目标人群跌倒年发生率的变化情况。

$$老年人跌倒发生率 = \frac{干预开始后\ 12\ 个月内发生过跌倒的人数\ /\ 人次数}{参与干预项目的老年人总数} \times 100\%$$

2. 老年跌伤发生率的变化。评估干预实施前后，目标人群跌伤年发生率的变化情况。

$$老年跌伤发生率 = \frac{干预开始后\ 12\ 个月内发生过跌伤的人数\ /\ 人次数}{参与干预项目的老年人总数} \times 100\%$$

3. 总结评估

总结评估是项目形成评估、过程评估、效应评估和结局评估的综合，并对项目设计、实施、评估中各方面资料进行总结性概括。项目总结评估应从社区诊断、项目计划、项目实施和项目评价四个阶段着手，突出项目科学性、可行性、有效性、可推广性，同时也要针对项目存在不足之处与改进意见进行分析总结，对工作模式进行归纳与提炼。

社区老年人跌倒防控项目的组织实施是一个循环的过程，在一个项目组织实施完成后，应再次开展社区诊断，明确该社区现存的老年人跌倒优先问题，然后再制定与现存优先问题相关的项目计划，推进项目实施，完成效果评估，以此往复。通过项目的持续实施与改进，以达到社区老年人跌倒相关危险因素水平持续下降，老年人健康水平持续上升的良好态势。

附 录

附录1　预防老年人跌倒健康教育核心信息

一、核心信息

1. 跌倒是老年人最常见的伤害，严重影响老年人的健康和生活质量。

2. 跌倒的发生与老年人的身体功能、健康状况、行为和环境等多方面因素有关。

3. 跌倒是可以预防的，要提高预防老年人跌倒的意识。

4. 正确认识和适应衰老，主动调整日常行为习惯。

5. 加强平衡能力、肌肉力量、耐力锻炼有助于降低老年人跌倒风险。

6. 穿合身的衣裤，穿低跟、防滑、合脚的鞋有助于预防跌倒发生。

7. 科学选择和使用适老辅助器具，主动使用手杖。

8. 老年人外出时，养成安全出行习惯。

9. 进行家居环境适老化改造，减少环境中的跌倒危险因素。

10. 防治骨质疏松，降低跌倒后骨折风险。

11. 遵医嘱用药，关注药物导致跌倒风险。

12. 老年人跌倒后，不要慌张，要积极自救。

13. 救助跌倒老年人时，先判断伤情，再提供科学帮助。

14. 照护者要帮助老年人建立防跌倒习惯，打造安全家居环境。

15. 关爱老年人，全社会共同参与老年人跌倒预防。

二、释义

1. 跌倒是老年人最常见的伤害，严重影响老年人的健康和生活质量

跌倒在老年人群中发生率较高，是老年人最常见的伤害。跌倒是我国 65 岁及以上老年人因伤害死亡的首位原因，是导致老年人创伤性骨折的第一位原因，也是老年人因伤到医疗机构就诊的首要原因。

跌倒可造成老年人骨折、头部损伤等，严重影响老年人身心健康水平和生活质量，给老年人及其家人造成痛苦，增加照护负担。随着老年人年龄增长，跌倒的发生、因跌倒受伤和死亡的风险均有所增加，年龄越大的老年人越应该重视预防跌倒。

2. 跌倒的发生与老年人的身体功能、健康状况、行为和环境等多方面因素有关

跌倒的发生通常不是单一因素作用的结果，与老年人身体功能、健康状况、行为习惯、药物使用、穿着、周围环境等多方面因素有关。

衰老可导致身体平衡能力下降、肌肉力量变弱等机能改变，是增加老年人跌倒风险的重要生理性因素。

穿鞋底不防滑、鞋跟较高的鞋，不合身的衣裤，行为动作过快，进行不适合身体条件的运动等行为会增加跌倒的风险。

地面湿滑、不平、有障碍物，照明不足，起身时缺乏支撑物，家具过高、过低或摆放不合适等，是导致老年人跌倒的常见环境因素。

神经系统疾病、心血管疾病、眼部疾病、骨骼关节疾病、足部疾患、认知障碍等疾患，作用于中枢神经系统、心血管系统等系统的药物，同时服用多种药物会增加跌倒风险。

3. 跌倒是可以预防的，要提高预防老年人跌倒的意识

老年人跌倒有其自身的规律和影响因素，通过采取科学的预防措施，可减少老年人跌倒风险，降低跌倒后损伤的严重程度。

应重视跌倒预防，提升预防跌倒意识，主动学习预防跌倒知识，掌握基本的防跌倒技能，养成防跌倒行为习惯。

有过跌倒经历的老年人再次跌倒的风险较大，应更加重视跌倒预防。

4. 正确认识和适应衰老，主动调整日常行为习惯

衰老是正常的生理过程，可导致人体生理功能和形态发生改变，这既是每个人都会经历的普遍规律，也存在一定的个体差异。

老年人应以积极心态接受和逐渐适应这一自然过程，根据身体情况主动调整行为习惯。日常生活中放慢速度，不要着急转身、站起、开房门、接电话、去卫生间等；行动能力下降者应主动使用辅助器具；不站立穿裤，不登高取物，不进行剧烈的运动。

5. 加强平衡能力、肌肉力量、耐力锻炼有助于降低老年人跌倒风险

运动能降低和延缓衰老对身体功能的影响，有助于降低老年人跌倒风险。太极拳、八段锦、五禽戏、瑜伽、健身舞等运动可较为全面地锻炼各项身体功能。锻炼身体平衡能力可以做单脚站立、身体摆动"不倒翁"练习，足跟对足尖"一字走"、侧向行走、跨步练习、平衡锻炼操等；特别要加强对下肢肌肉力量的锻炼，可以通过提踵、直腿后抬等方法进行锻炼；耐力可以通过健步走、健身舞等有氧运动得到锻炼。

老年人应科学选择适合自身的运动形式和强度，遵循量力而行、循序渐进原则，养成规律运动的习惯。运动时注意安全，运动前先热身，运动后做放松练习，身体不适时不要勉强坚持运动，恶劣天气时减少室外活动。

对跌倒有所担心是一种正常的心理状态，不要因为过度害怕跌倒而停止运动。停止运动可使本就处于衰老阶段的身体功能加速衰退，进一步增加跌倒风险。

6. 穿合身的衣裤，穿低跟、防滑、合脚的鞋有助于预防跌倒发生

老年人应穿合身衣裤，不穿过长、过紧或过宽松的衣裤，以衣裤可以保暖又不影响身体活动为宜。运动时穿适合运动的衣裤和鞋。

穿合适、安全的鞋对于保持身体稳定性有十分重要的作用，老年人在挑选鞋时应更多考虑其安全性。鞋底要纹路清晰、防滑，有一定厚度，硬度适中，能起到一定支撑作用。鞋跟不宜太高。鞋面的材质应柔软，有较好的保暖性和透气性。鞋的固定以搭扣式为好，如为系带式，应注意系好，使其不易松开。

鞋的足弓部位略微增厚，可在走路时起到一定支撑和缓冲作用。鞋的大小应合适，以脚趾与鞋头间略有空隙为宜。

7. 科学选择和使用适老辅助器具，主动使用手杖

老年人应在专业人员指导下，选择和使用适合自己的辅助工具。常用适老辅助器具包括：手杖、助行器、轮椅、扶手、适老坐便器、适老洗浴椅、适老功能护理床、视力补偿设施和助听器等。

手杖可发挥辅助支撑行走的作用，是简便有效的防跌倒工具。老年人行动能力有所下降时，要主动使用手杖。选择手杖时老年人应亲自试用，重点关注手杖的手柄、材质、长度和底端。手柄应为弯头，大小合适、容易用力。手杖杆应结实耐用，无变形、不易弯曲。手杖过长或过短都不利于预防跌倒，其长度以使用者穿鞋自然站立，两手自然下垂时，手腕横纹到地面的距离为宜。手杖底端应配有防滑橡胶垫，并定期更换。

8. 老年人外出时，养成安全出行习惯

增强防跌倒意识，不要有侥幸心理，注意观察室外环境、公共场所中的跌倒危险因素。出行时注意地面是否湿滑，有无坑洼不平、台阶、坡道、障碍物，尽量选择无障碍、不湿滑、光线好的路线。

上下台阶、起身、乘坐交通工具、自动扶梯时站稳扶好，放慢速度，避免"忙中出错"。在运动、出行过程中，根据身体条件，主动休息，避免因体力下降增加跌倒风险。

出门前关注天气预报，减少雨雪、大风等恶劣天气外出活动。外出时随身携带应急联系卡片、手机。夜晚尽量减少出行，如出行要携带照明工具。

9. 进行家居环境适老化改造，减少环境中的跌倒危险因素

家中是老年人跌倒发生较多的场所，适老化的家居环境有助于预防老年人跌倒。

地面选用防滑材质，保持地面干燥；卫生间、厨房等易湿滑的区域可使用防滑垫；去除门槛、家具滑轨等室内地面高度差。

室内照度合适，过暗或过亮均不利于预防跌倒。不使用裸露灯泡或灯管，

采用多光源照明。避免大面积使用反光材料,减少眩光。灯具开关位置应方便使用,避免因灯具开关位置不合理导致跌倒,可使用遥控开关、感应开关。

摆放座凳,方便老年人换鞋和穿衣。床旁设置床头柜,减少老年人起床取物次数。常用物品放于老年人伸手可及之处,以避免借助凳子或梯子取物。床、坐具不要过软,高度合适。家具摆放和空间布局合理,保持室内通道便捷、畅通无障碍。

淋浴间、坐便器、楼梯、床、椅等位置安装扶手。

10. 防治骨质疏松,降低跌倒后骨折风险

骨质疏松是老年人常见的一种全身性骨骼疾病,会增加跌倒后骨折的风险。

老年人应均衡饮食,选择适量蛋白质、富含钙、低盐的食物,如奶制品、豆制品、坚果、蛋类、瘦肉等;避免吸烟、酗酒,慎用影响骨代谢的药物。

天气条件允许时,每天至少 20 分钟日照。

体育锻炼对于防治骨质疏松具有积极作用,提倡中速步行、慢跑等户外运动形式;适当负重运动可以让身体获得及保持最大的骨强度。

老年人应定期进行骨质疏松风险评估、骨密度检测,及早发现骨质疏松。

一旦确诊骨质疏松,应在医务人员指导下规范、积极治疗,并重视预防跌倒。

11. 遵医嘱用药,关注药物导致跌倒风险

服用影响神智、精神、视觉、步态、平衡等功能的药物,同时服用多种药物可能增加老年人发生跌倒的风险。

就诊开药前,老年人要向医生说明正在服用的药物;如果医生开了新药物,要咨询新药物是否会增加跌倒风险。

遵医嘱用药,不要随意增减药物;避免重复用药;了解药物的副作用;使用了作用于中枢神经系统、心血管系统等系统的药物后,动作宜缓慢,预防跌倒。

12. 老年人跌倒后,不要慌张,要积极自救

如果老年人跌倒,首先要保持冷静,不要慌张。不要着急起身,先自行判断有无受伤,受伤部位、程度,能否自行站起等。

经尝试后,如自己无法起身,不要强行站起;可以通过大声呼喊,打电

话，敲打房门、地板、管道等物品发出声音求助，但要注意保持体力。在等待救助期间，可用垫子、衣物、床单等保暖。

如伤势不重，自我判断可以自己站起，首先应先将身体变为俯卧位，利用身边的支撑物慢慢起身，不要盲目突然站起，以免加重伤情。起身后先休息片刻，部分恢复体力后再寻求救援或治疗。

无论跌倒后受伤与否，都应告知家人和医务人员，并根据情况进行进一步检查。

13. 救助跌倒老年人时，先判断伤情，再提供科学帮助

发现老年人跌倒，施救者首先要确定周围环境的安全，在确保老年人和救助者安全的前提下进行救助。

救助时首先判断老年人的意识、呼吸、有无骨折、大出血等伤情，避免因盲目扶起伤者而加重损伤。不能猛烈晃动伤者，注意给老年人保暖。

受伤的老年人如意识不清、伤情严重，请立即帮助拨打急救电话；如老年人意识清醒，可给予安抚、宽慰等心理支持。

如果施救者具备一定的急救技能，可以对受伤老年人进行初步救治。如果不具备急救技能，可寻求他人救助，提供力所能及的帮助。

14. 照护者要帮助老年人建立防跌倒习惯，打造安全家居环境

老年人的家人、照护者应主动学习预防跌倒的知识技能，并积极与老年人分享。

了解老年人的患病和用药情况，鼓励和陪伴老年人到医疗卫生机构评估跌倒风险。

对有跌倒史、行动能力下降、患有跌倒相关疾患等跌倒高风险的老年人，加强防跌倒的照护。

多与老年人沟通交流，帮助老年人正确认识并积极应对衰老，鼓励老年人科学运动，帮助老年人养成防跌倒行为习惯。

为有需要的老年人提供手杖、防滑垫、适老坐便器、适老洗浴椅等辅助工具。

对环境进行适老化改造，为老年人打造安全居家环境。

15. 关爱老年人，全社会共同参与老年人跌倒预防

跌倒可能威胁每个老年人的健康，预防跌倒关乎每个有老年人的家庭，涉及所有老年人生活场所，需要全社会共同参与。

全社会都要关爱老年人，关注老年人跌倒，广泛开展预防老年人跌倒宣传教育，全面提升预防老年人跌倒健康素养，进行适老环境建设，共建预防老年人跌倒的支持性环境。

附录 2　老年人跌倒主要危险因素汇总表

生物因素	行为因素	环境因素	社会经济因素
· 高龄	· 使用多种药物	· 建筑设计和 / 或维护较差	· 收入低
· 女性	· 使用下列药物	· 楼梯设计差	· 受教育水平低
· 慢性病 / 残疾	· 镇静剂	· 房屋安全性较差	· 居住条件较差
· 脑卒中	· 抗抑郁药	· 环境缺乏下列设施	· 独居
· 帕金森病	· 抗高血压药	· 扶手	· 社会互动缺乏
· 心脏病	· 过量饮酒	· 路缘坡道	· 医疗服务可及性差
· 尿频 / 尿失禁	· 冒险行为	· 休息区	· 社区服务和资源不足
· 关节炎	· 缺乏身体活动	· 照明较差或光线对比过于强烈	
· 骨质疏松	· 害怕跌倒	· 地面不平、湿滑	
· 急性疾病	· 穿不合适的鞋	· 有障碍物或被绊倒的危险	
· 认知障碍	· 未使用或未正确使用助行工具		
· 步态异常			
· 平衡能力差			
· 姿势摇摆			
· 肌肉力量弱			
· 视力不良			
· 触觉 / 本体感觉受损			
· 跌倒史 / 反复跌倒			
· 营养不良 / 缺水			

参照：Doll L.S, Bonzo S. E, Mercy J. A, et al. Handbook of Injury and Violence Prevention[J]. Atalanta, GA 30341,USA. 2007, Springer.

附录 3　跌倒风险评估方法和工具简介

常用跌倒风险评估方法和工具汇总表

主要评价内容	评估方法 / 工具	参考附件
平衡能力及 生理功能评估	计时起立 - 行走测试（TUGT）	附件 3-1
	Berg 平衡量表（BBS）	附件 3-2
	Tinetti 平衡与步态量表（Tinetti POMA）	附件 3-3
	X16 老年人平衡能力测试量表（X16BS）	附件 3-4
心理因素评估	修订版跌倒效能量表（MFES）	附件 3-5
	国际版跌倒效能量表（FES-I）	附件 3-6
环境评估	预防老年人跌倒家居环境危险因素评估表	附件 3-7
	社区老年人居家环境致跌危险因素评估表	附件 3-8
助行辅具评估	手杖安全性评估表	附件 3-9
鞋的评估	鞋安全性评估表	附件 3-10
综合评估	修订版社区老年人跌倒危险评估工具（MFROP-Com）	附件 3-11

附件 3-1 计时起立 - 行走测试（TUGT）

所需物品及准备工作： 秒表、椅子，地上画 3 米线

测试过程：

受试者着舒适的鞋子，坐在有扶手的靠背椅上，身体紧靠椅背，双手放在扶手上。当测试者发出"开始"的指令后，受试者从靠背椅上站起，待身体站稳后，按日常步行速度向前走 3 米，然后转身迅速走回到椅子前，再转身坐下，靠到椅背上。测试者记录被测试者背部离开椅背到再次坐下（靠到椅背）所用的时间，以秒为单位。

被测试者在测试前可以练习 1~2 次，以熟悉整个测试过程。测试人员注意保护老年人在测试过程中的安全。

记录内容： 动作需时间：秒

结果评定： < 10 秒：表明步行自如（评级为正常）；

10~19 秒：表明有独立活动的能力（评级为轻度异常）；

20~29 秒：表明需要帮助（评级为中度异常）；

≥ 30 秒：表明行动不便（评级为重度异常）；

> 14 秒提示老年人具有较高的跌倒风险。*

---

* 资料来源：唐靖一，吴绪波 . 老年人跌倒风险评估与防治 [M]. 上海：上海科技教育出版社，2018.

附件 3-2　Berg 平衡量表（BBS）

所需物品：计时秒表、尺子（≥ 25 厘米）、两把椅子（高度适中，带扶手和不带）、踏板（凳子）。

评价项目	指令	评分标准	得分
1. 由坐到站	请试着不用手支撑站起来(用有扶手的椅子)	能不用手支撑站起来并站稳	4
		能独自用手支撑站起来并站稳	3
		能在尝试几次之后用手支撑站起来并站稳	2
		需要轻微帮助下才可站起或站稳	1
		需要中度或大量的帮助才能站起	0
2. 独立站立	请尽量站稳	能安全地站 2 分钟	4
		需在监护下才能站 2 分钟	3
		不需要支撑能站 30 秒	2
		尝试几次后才能不需要支撑站 30 秒	1
		无法在没有帮助下站 30 秒	0

注:如果第 2 项 ≥ 3 分,则第三项给满分直接进入第 4 项测试

评价项目	指令	评分标准	得分
3. 独立坐	请将双手抱于胸前(坐在椅子上,双足平放在地面或小凳子上,背部离开椅背)	能安稳且安全地坐 2 分钟	4
		在监督下能坐 2 分钟	3
		能坐 30 秒	2
		能坐 10 秒	1
		无法在没有支撑下坐 10 秒	0
4. 由站到坐	请坐下	用手稍微帮忙即可安全坐下	4
		需要用手帮忙来控制坐下	3
		需要用双腿后侧抵住椅子来控制坐下	2
		能独立坐到椅子上但不能控制身体的下降	1
		需要帮助才能坐下	0
5. 床 - 椅转移	请坐到有扶手的椅子上来,再坐回床上;然后再坐到无扶手的椅子上,再坐回床上	用手稍微帮忙即可安全转移	4
		必须用手帮忙才能安全转移	3
		需要言语提示或监护才能完成转移	2
		需要一个人帮助才能完成转移	1
		需要两个人帮忙或监护才能完成转移	0

评价项目	指令	评分标准	得分
6. 闭眼站立	请闭上眼睛并尽量站稳	能安全地站立 10 秒	4
		能在监护下站立 10 秒	3
		能站立 3 秒	2
		不能站立 3 秒但睁眼后可以保持平衡	1
		闭眼站立需要帮助以避免跌倒	0
7. 双足并拢站立	请双脚并拢站立，不要扶任何东西，尽量站稳	能独立、安全地双足并拢站立 1 分钟	4
		需在监护下才能双足并拢独立站 1 分钟	3
		能双足并拢独立站立但不能站 30 秒	2
		需要帮助才能将双脚并拢但并拢后能站 15 秒	1
		需要帮助才能将双脚并拢但并拢后不能站 15 秒	0
8. 站立位上肢前伸	将手臂抬高 90 度伸直手指并尽力向前伸，请注意双脚不要移动	能安心地前伸 25 厘米的距离	4
		能前伸 12 厘米的距离	3
		能前伸 5 厘米的距离	2
		能前伸但需要监护	1
		尝试前伸即失去平衡或需要外部帮助才能前伸	0

注:进行此项测试时,要先将一根皮尺横向固定在墙壁上。受试者上肢前伸时,测量手指起始位和终末位对应于皮尺上的刻度,两者之差为患者上肢前伸的距离。如果可能的话,为了避免躯干旋转受试者要两臂同时前伸

9. 站立位从地上拾物	请把你脚前面的拖鞋捡起来	能安全而轻易地捡起拖鞋	4
		需要在监护下捡起拖鞋	3
		不能捡起但能够到达距离拖鞋 2 ~ 5 厘米的位置并且独立保持平衡	2
		不能捡起并且当试图尝试时需要监护	1
		不能尝试或需要帮助以避免失去平衡或跌倒	0
10. 转身向后看	双脚不要动,先向左侧转身向后看,然后,再向右侧转身向后看	能从两侧向后看且重心转移良好	4
		只能从一侧向后看,另一侧重心转移较差	3
		只能向侧方转身但能够保持平衡	2
		当转身时需要监护	1
		需要帮助以避免失去平衡或跌倒	0

注:评定者可以站在受试者身后手拿一个受试者可以看到的物体以鼓励其更好地转身

评价项目	指令	评分标准	得分
11. 转身一周	请转身一周,暂停,然后再从另一个方向转身一周	能从两个方向用≤4秒的时间安全地转一圈	4
		只能在一个方向用≤4秒的时间安全地转一圈	3
		能安全地转一圈但用时超过4秒	2
		转身时需要密切监护或言语提示	1
		转身时需要帮助	0
12. 双足交替踏台阶	请将左、右脚交替放到台阶/凳子上,直到每只脚都踏过4次台阶或凳子	能独立而安全的站立并20秒内完成8个动作	4
		能独立站立但完成8个动作的时间超过20秒	3
		在监护下不需要帮助能完成4个动作	2
		需要较小帮助能完成2个或2个以上的动作	1
		需要帮助以避免跌倒或不能尝试此项活动	0
13. 双足前后站立(如果不行,就尽量跨远,这样,前脚跟就在后脚足趾之前)	(示范给受试者)将一只脚放在另一只脚的正前方并尽量站稳	能够独立的将一只脚放在另一只脚的正前方且保持30秒	4
		能够独立的将一只脚放在另一只脚的前方且保持30秒	3
		能够独立的将一只脚向前迈一小步且能够保持30秒	2
		需要帮助才能向前迈步但能保持15秒	1
		当迈步或站立时失去平衡	0

注:3分,步长要超过另一只脚的长度且双脚支撑的宽度应接近受试者正常的步幅宽度

评价项目	指令	评分标准	得分
14. 单脚站立	请单腿站立尽可能长的时间	能够独立抬起一条腿且保持10秒以上	4
		能够独立抬起一条腿且保持5~10秒	3
		能够独立抬起一条腿且保持3~5秒	2
		经过努力能够抬起一条腿,保持时间不足3秒但能够保持独立站立	1
		不能够尝试此项活动或需要帮助以避免跌倒	0

总分:

评价标准: 41~56分:完全独立,低度跌倒风险;

21~40分:辅助下步行,中度跌倒风险;

0~20分:须用轮椅,高危跌倒风险。

附件 3-3　Tinetti 平衡与步态量表（Tinetti POMA）

所需物品： 皮尺、坚硬的椅子、老年人平时使用的行走辅助工具。

第一部分　平衡量表

说明：受试者坐在硬的没有扶手椅子上，进行下面的测试。

任务	平衡表现	评分	得分
1. 坐位平衡	斜靠或从椅子上滑下	= 0 分	
	稳定	= 1 分	
2. 起身	没有帮助就无法完成	= 0 分	
	用上肢辅助才能完成	= 1 分	
	不用上肢辅助就能完成	= 2 分	
3. 试图起身	没有帮助就无法完成	= 0 分	
	尝试一次以上才能完成	= 1 分	
	一次就完成起身	= 2 分	
4. 立即站起来时平衡功能（站起的前 5 秒）	不稳(摇晃,移动脚步,明显躯干摆动)	= 0 分	
	稳定,但是需要助行器或手杖,或抓住其他物体支撑	= 1 分	
	稳定,不需要助行器或手杖,或抓住其他物体支撑	= 2 分	
5. 坐下时平衡	不稳	= 0 分	
	稳定,但是两脚距离较宽(足跟中点间距离大于 10 厘米),或使用手杖、助行器或其他支撑	= 1 分	
	稳定,两脚距离较窄,且不需要支撑	= 2 分	
6. 轻推(患者双脚尽可能靠拢站立,用手轻推胸骨 3 次)	开始就会摔倒	= 0 分	
	摇晃并要抓东西以保持不倒	= 1 分	
	稳定	= 2 分	
7. 闭眼(同第 6 姿势)	不稳	= 0 分	
	稳定	= 1 分	
8. 转身 360 度	脚步不连续	= 0 分	
	脚步连续	= 1 分	
	不稳定	= 0 分	
	稳定	= 1 分	

任务	平衡表现	评分	得分
9. 坐下	不安全(距离判断错误或者跌落在椅子上)	= 0 分	
	用手辅助或者动作不连续	= 1 分	
	安全、动作连续	= 2 分	

平衡总分：＿＿＿＿＿＿＿＿ /16 分

第二部分　步态量表

说明：让受试者在走廊或者房间内行走，先以"正常"速度行走，返回时"快速"行走。（使用辅具：＿＿＿＿＿＿）

任务	步态表现	评分	得分
1. 起步	有迟疑,或者需要尝试多次才能开始	= 0 分	
	正常启动	= 1 分	
2. 抬脚高度	左脚拖地	= 0 分	
	左脚完全抬离地面	= 1 分	
	右脚拖地	= 0 分	
	右脚完全抬离地面	= 1 分	
3. 步长	左脚迈步时不能够完全超过对侧脚	= 0 分	
	左脚迈步时能够完全超过对侧脚	= 1 分	
	右脚迈步时不能够完全超过对侧脚	= 0 分	
	右脚迈步时能够完全超过对侧脚	= 1 分	
4. 步态对称性	两脚步长不等	= 0 分	
	两脚步长相等	= 1 分	
5. 步伐连续性	脚步不连续或者中断	= 0 分	
	脚步连续	= 1 分	
6. 路径	路线明显偏离	= 0 分	
	路线有点偏离或者使用步行辅助器具	= 1 分	
	不使用步行辅助器具的情况下,路线没有偏离	= 2 分	

任务	步态表现	评分	得分
7. 躯干	明显摇摆或者使用步行辅具	= 0 分	
	身体不摇晃,但需屈膝或者弯腰,或者张开双臂以维持平衡	= 1 分	
	身体不摇晃,无需屈膝、弯腰、不需张开双臂以维持平衡或使用辅具	= 2 分	
8. 步宽	走路时两个脚跟分得很开	= 0 分	
	走路时两个脚跟靠近	= 1 分	

步态总分: ___/12 分___

平衡 + 步态总分: _____

评价标准: 25～28 分:平衡能力正常 / 低度跌倒风险;

19～24 分:平衡能力中度下降 / 中度跌倒风险;

0～18 分:平衡能力障碍 / 高度跌倒风险。

附件 3-4　X16 老年人平衡能力测试量表（X16BS）

　　X16 老年人平衡能力测试量表是客观测量老年人平衡能力的量表，可初步评估老年人的平衡能力水平。测试时，受试者根据操作说明完成相应动作，依据评分标准进行评分，各项得分相加后得出平衡能力总分，再根据评价标准判断平衡能力水平。

　　注意事项：在进行测试时需做好保护，以免老年人在测试过程中跌倒受伤。

测试项目	操作说明及评分标准	得分
第一部分:静态平衡能力测试 说明:按描述做动作,保持姿势尽可能超过 10 秒。		
1. 双脚并拢站立	双脚同一水平并列靠拢站立,双手自然下垂 1分:保持姿势超过 10 秒 0分:保持姿势低于 10 秒	
2. 双脚前后位站立	双脚成直线一前一后站立,前脚的后跟紧贴后脚的脚尖,双手自然下垂 1分:保持姿势超过 10 秒 0分:保持姿势低于 10 秒	
3. 闭眼双脚并拢站立	闭上双眼,双脚同一水平并列靠拢站立,双手自然下垂 1分:保持姿势超过 10 秒 0分:保持姿势低于 10 秒	
4. 不闭眼单腿站立 > 5 厘米	双手叉腰,单腿站立,抬起脚离地 5 厘米以上 1分:保持姿势超过 10 秒 0分:保持姿势低于 10 秒	
第二部分:姿势控制能力测试 说明:选择一把带扶手的椅子。站在椅子前,坐下后起立,然后站在椅子旁,蹲下再站立,按动作完成质量评分。		
5. 由站立位坐下	站在椅子前面,弯曲膝盖和大腿,轻轻坐下 2分:能够轻松坐下而不需要用扶手 1分:能够自己坐下,但略感吃力,需尝试数次或扶住扶手才能完成 0分:不能独立完成动作	

测试项目	操作说明及评分标准	得分
6. 由坐姿到站立	坐在椅子上,靠腿部力量站起 2分:能够轻松起立而不需要用扶手 1分:能够自己起立,但略感吃力,需尝试数次或扶住扶手才能完成 0分:不能独立完成动作	
7. 由站立位蹲下	站在椅子旁,双脚分开站立与肩同宽,弯曲膝盖下蹲 2分:能够轻松蹲下而不需要用扶手 1分:能够自己蹲下,但略感吃力,需尝试数次或扶住旁边的椅子才能完成 0分:不能独立完成动作	
8. 由下蹲姿势到站立	由下蹲姿势靠腿部力量站起 2分:能够轻松起立而不需要用扶手 1分:能够自己起立,但略感吃力,需尝试数次或扶住旁边的椅子才能完成 0分:不能独立完成动作	

第三部分:动态平衡能力测试

说明:画一条3米长的直线,沿直线行走,走到终点后转身再走回起点,根据动作完成的质量评分。

测试项目	操作说明及评分标准	得分
9. 起步	1分:立即出发不犹豫 0分:犹豫,需尝试数次	
10. 步高	1分:脚不拖地 0分:脚拖地	
11. 步长	1分:每步跨度长于脚长 0分:走小碎步	
12. 脚步的均称性	1分:步子匀称 0分:步子不匀称,时长时短	
13. 步行的连续性	1分:步子连续 0分:停顿	
14. 步行的直线性	1分:能沿直线行走 0分:不能走直线	

测试项目	操作说明及评分标准	得分
15. 走动时躯干平稳性	1分:躯干平稳 0分:躯干不平稳,手需外展以保持平衡	
16. 走动时转身	1分:不摇晃,转身连续,转身时步行连续 0分:身体摇晃,转身前需停步/转身时脚步不连续	
	平衡能力总分:	

评价标准:

平衡能力总分	平衡能力水平
17 ~ 20 分	正常水平
13 ~ 16 分	轻度下降
7 ~ 12 分	中度下降
0 ~ 6 分	重度下降

附件 3-5　修订版跌倒效能量表（MFES）

评估方法：可由老年人自填、面对面或者电话访问调查。不管哪种方法均需确保老年人正确理解评估的内容。

下列 0 ~ 10 分的量表，是测量您在做下面活动时，对自己不跌倒的把握有多大。0 分：一点把握也没有，5 分：有一定的把握，10 分：有充足的把握。介于二者之间则选择对应数值。如果因为不做某项活动仅仅是因为身体方面的原因，则该项不填。如果因其他原因不做此项活动，可以设想您从事这些活动时的情形。如果因为害怕跌倒而停止该项活动，选 0 分。

题目	一点把握也没有				有一定把握				完全有把握		
	0	1	2	3	4	5	6	7	8	9	10
1. 更衣											
2. 准备简单的饭菜											
3. 沐浴											
4. 从椅子上起落											
5. 上床与下床											
6. 应门或接电话											
7. 在房间里走动											
8. 伸手到箱子或抽屉里拿东西											
9. 做轻体力家务活											
10. 简单的购物											
11. 乘坐公共交通工具											
12. 过马路											
13. 做轻体力园艺或晾晒衣服											
14. 上下楼梯											

总分：

评价标准： 得分越高，跌倒效能越好，跌倒风险越低。

附件 3-6　国际版跌倒效能量表（FES-I）

评估方法：可由老年人自填、面对面或者电话访问调查。不管哪种方法均需确保老年人正确理解评估的内容。

下列量表是测量您在做下面活动时，自己担心跌倒的程度。1 分：一点不担心，4 分：非常担心。如果目前不做此项活动，可以设想您从事这些活动时的情形。

题目	一点也不担心 1	偶尔担心 2	比较担心 3	非常担心 4
1. 打扫房间				
2. 穿脱衣服				
3. 准备简单的饭菜				
4. 洗澡				
5. 购物				
6. 从椅子上站起来或坐下				
7. 爬楼梯				
8. 听电话				
9. 拜访亲友				
10. 参加社会活动				
11. 散步				
12. 伸手拿高过头顶的东西				
13. 在湿滑的路面上行走				
14. 在拥挤的人群中行走				
15. 在不平整的路面上行走				
16. 上下斜坡				
总分：				

评价标准： 得分越高，跌倒恐惧心理越严重，跌倒风险越高。

附件 3-7　预防老年人跌倒家居环境危险因素评估表

序号	评估内容	评估方法	选项 (是;否;无此内容)	
			第一次	第二次
地面和通道				
1	地毯或地垫平整,没有褶皱或边缘卷曲	观察		
2	过道上无杂物堆放	观察(室内过道无物品摆放,或摆放物品不影响通行)		
3	室内使用防滑地砖	观察		
4	未养猫或狗	询问(家庭内未饲养猫、狗等动物)		
客厅				
1	室内照明充足	测试、询问(以室内所有老年人根据能否看清物品的表述为主,有眼疾者除外)		
2	取物不需要使用梯子或凳子	询问(老年人近一年内未使用过梯子或凳子攀高取物)		
3	沙发高度和软硬度适合起身	测试、询问(以室内所有老年人容易坐下和起身作为参考)		
4	常用椅子有扶手	观察(观察老年人习惯用椅)		
卧室				
1	使用双控照明开关	观察		
2	躺在床上不用下床也能开关灯	观察		
3	床边没有杂物影响上下床	观察		
4	床头装有电话	观察(老年人躺在床上也能接打电话)		
厨房				
1	排风扇和窗户通风良好	观察、测试		
2	不用攀高或不改变体位可取用常用厨房用具	观察		
3	厨房内有电话	观察		

序号	评估内容	评估方法	选项 (是;否;无此内容)	
			第一次	第二次
		卫生间		
1	地面平整,排水通畅	观察、询问(地面排水通畅,不会存有积水)		
2	不设门槛,内外地面在同一水平	观察		
3	马桶旁有扶手	观察		
4	浴缸/淋浴房使用防滑垫	观察		
5	浴缸/淋浴房旁有扶手	观察		
6	洗漱用品可轻易取用	观察(不改变体位,直接取用)		

注：本表不适于农村家居环境的评估。

资料来源：中华人民共和国卫生健康委员会 . 老年人跌倒干预技术指南 [EB/OL].[2021-07-05].http:// www.nhc.gov.cn/cms-search/xxgk/getManuscriptXxgk.htm?id=52857.

附件 3-8　社区老年人居家环境致跌危险因素评估表

序号	评估内容	评估方法	评估结果 (0= 是 / 不适用;1= 否)
	地板		
1	地毯或地垫平整,没有褶皱或边缘卷曲	观察	
2	地面干燥无水渍	观察	
3	地板表面防滑(防滑地砖或防滑垫)	观察、测试	
	灯光		
1	室内照明充足(相当于 60 瓦白炽灯)	观察	
2	楼梯间照明充足	观察	
3	躺在床上能够到电灯开关	观察、测试	
	楼梯、梯子		
1	楼梯边缘易于识别	观察	
2	楼梯上下使用双控开关	观察	
3	楼梯扶手坚固易于抓握	观察、测试	
4	梯子稳固,梯脚防滑	观察、测试	
	浴室和卫生间		
1	浴缸或淋浴间使用防滑垫	观察	
2	洗漱用品可轻易取用	观察	
3	浴缸 / 淋浴房旁有扶手	观察	
	厨房		
1	不需攀爬、弯腰或其他改变平衡的姿势就可拿到常用的厨房用具	观察	
2	地板干燥无水渍,不易溅湿	观察、测试	
3	抽油烟机排风效果好,房间不油腻	观察、测试	
	客厅		
1	沙发高度和软硬度适合起身	观察,测试	
2	过道无电线、家具和凌乱物品挡道,并且经常清理杂物	观察	

序号	评估内容	评估方法	评估结果 (0= 是 / 不适用;1= 否)
3	家具放置位置合适,开窗无需弯腰或爬高	观察、测试	
	卧室		
1	下床前能很容易开灯	观察、测试	
2	床头安装电话	观察	
3	上下床没有困难	观察、测试	
4	下床前能方便取用助行器等物品	观察	
	阳台		
1	阳台封闭,下雨天也不会被淋湿	观察	
2	阳台铺设防滑地砖	观察	
3	无杂物挡道	观察	
4	阳台无水渍	观察	
5	水槽水不易溅出	观察、测试	
		合计:	

附件 3-9 手杖安全性评估表

序号	项目	评价
1	是否使用手杖	①是 ②需要但不使用 ③不需要使用
2	类型	①单脚手杖 ②三脚或四脚手杖
3	手柄大小	①合适(握着手柄时拇指尖能触到其他几个手指尖) ②过粗 ③过细
4	手柄表面防滑性	①防滑(有纹路,能吸汗)　②不防滑
5	拐杖长度	①合适(手柄高度与下垂手腕一样高) ②过短 ③过长
6	拐杖底端	①合适(能防滑) ②无防滑头,易打滑,防滑头不符合要求(硬塑料等) ③防滑头破损
7	拐杖重量 (仅适用于单脚手杖)	①合适 ②过轻(< 200 克) ③过重(> 500 克)

注：3 ~ 8 题，如果选择除"1"以外的选项，说明拐杖存在不合适的地方，应采取措施进行干预。

附件 3-10 鞋安全性评估表

以下对鞋子的描述，符合在括号内打"√"，不符合打"×"。打"√"越多，鞋子安全性越好。

序号	项目	评价
1	鞋底	（　）底纹清晰,不易打滑 （　）有一定厚度和硬度,能起到一定支撑作用,踩在石子路上不硌脚 （　）前三分之一的位置易于弯折 （　）有弹性,足弓部位略微增厚,对走路的冲击力有一定缓冲作用
2	鞋跟	（　）高度不高于 2.5 厘米 （　）有一定宽度,与地面接触面宽大 （　）有气垫或材质有一定弹性
3	鞋帮	（　）鞋面透气,柔软 （　）足跟部坚固,走路时与脚服帖
4	鞋头	（　）鞋头宽阔不夹脚 （　）最长脚趾与鞋头间留有 1 厘米空隙
5	鞋子固定方式	（　）方便调整松紧,最好是搭扣式 （　）鞋带式,但不易松开

附件 3-11 修订版社区老年人跌倒危险评估工具（MFROP-Com）

1. 最近一年中（××××年×月至今）跌倒次数：

    A. 无跌倒　　B. 1 次跌倒　　C. 2 次跌倒　　D. 3 次或更多次

2. 最近一年中（××××年×月至今）跌倒后造成损伤程度（以因跌倒造成的最严重的损伤评价）：

    A. 无损伤

    B. 轻度损伤，不需要医疗处置，如小擦伤、碰伤

    C. 轻度损伤，需要医疗处置，例如大的擦伤、碰伤、扭伤、拉伤

    D. 严重损伤（骨折、脱臼、严重拉伤等）

3. 影响自身平衡能力和灵活性的疾病种数或病理状态：

    糖尿病、高血压、体位性低血压、脑梗死、白内障、骨关节炎、骨质疏松症、下肢关节置换、痴呆、帕金森病、癫痫、重症肌无力、抑郁症、心脏病、前庭障碍（梅尼尔综合征、良性阵发性体位性眩晕、前庭功能减退）、头晕、眩晕（过去一年中站着、行走、转身、转头、在床上翻身时经常感到头晕）

    A. 无　　B. 1~2 种　　C. 3~4 种　　D. ≥5 种

4. 视力异常：看物体不清楚，如电视、小路上的裂缝；判断距离有困难，如下楼梯、距离汽车的距离；弱光线下视觉障碍，如黄昏时看大物体、台阶、楼梯不清楚；复视（看物体有重影），上述问题有无：

    A. 视力无异常　　B. 视力有异常

5. 听力异常：如传导性听力丧失、老年性耳聋等，有无上述问题：

    A. 听力无异常　　B. 听力有异常

6. 躯体感觉异常：大多数时间腿脚发麻，痛温觉、触觉下降（冻僵、间歇性麻木感），有无上述问题：

    A. 无异常　　B. 有异常

7. 认知状况评估：

    ①今天是几号？（年月日都对才算正确）

②今天是星期几?

③这是什么地方?

④您家住在什么地方?（区、路、弄、号）

⑤您多大年纪了?

⑥您的出生年月日?

⑦您母亲叫什么名字?

⑧从 10 一个个倒数

⑨请按要求去做"闭上你的眼睛"

⑩认出在场的人（如：问老年人调查者是来做什么的?）

A. 认知功能完整，答对 9 ~ 10 道题

B. 轻度认知功能障碍，答对 7 ~ 8 道题

C. 中度认知功能障碍，答对 5 ~ 6 道题

D. 重度认知功能障碍，答对 ≤ 4 道题

8. 评估老年人有无足部疾病影响正常步行，例如鸡眼且有疼痛感、脚趾囊肿、痛风、扁平足、踝关节或脚肿胀、糖尿病足

    A. 无　B. 有

9. 大小便能否控制：经历过尿或大便失禁；经常需要冲进厕所以避免尿失禁

    A. 能　B. 不能

10. 大多数夜间需去厕所 ≥ 3 次（应用导尿管或夜间用夜壶判为否）

    A. 否　B. 是

11. 评估者观察老年人步行、转身时，有看上去不稳或失去平衡的危险吗? 不能基于他们自述。（如果只是有时才用助行器，则按照不使用助行器评分。评分有波动时，按最摇摆不稳时评分）

    A. 没有观察到摇摆不稳

    B. 做以上任何一项活动时看上去不稳或者通过调整、总是扶着家具等使其看上去平稳

    C. 步行时看上去相当不稳，需要监督或做了调整但仍看上去不稳

D. 在步行或转身时总是或严重不稳，需要他人用手帮助

12. 服用容易导致跌倒的药物种数：

镇静剂、抗抑郁药、抗癫痫药、中枢性镇痛药、地高辛、利尿剂、Ⅰa类抗心律失常药、前庭功能抑制药、抗焦虑药、降血糖药、催眠药、降压药、化疗药

A. 无　B. 1～2种　C. 3种　D. 4种或更多

13. 功能性行为评估：

A. 总是知道自己目前的活动能力，如果需要会寻求适当帮助

B. 大体上知道目前的能力，但有偶尔的冒险行为，如偶尔步行或活动时不用必需的助行器，偶尔做出超出自己能力的活动

C. 低估自己能力，有不适当的害怕行为（因为害怕跌倒而限制自己活动，但能安全完成，如在社区内步行）

D. 过高估计自己能力，有频繁的冒险行为（如拒绝适当的帮助，攀爬梯子或家具等）

14. 在个人日常生活照护活动方面（穿衣、洗澡、如厕），需要帮助情况：

A. 能够完全独立完成

B. 需要有人在场照看监督，但是不需要用手帮忙

C. 需要有人用手帮忙，一项或以上个人护理活动

D. 所有个人照护活动都需要他人照顾帮助

15. 在工具性日常活动中（包括做家务、做饭、洗衣服、购物），需要帮助情况：

A. 能够完全独立完成

B. 需要有人在场或陪伴，但不需要帮助，如与他人一起购物

C. 大多数情况下以上一项或更多活动需要帮助，如开车送去购物，重点的家务活

D. 做以上任何活动时都需要他人帮助，包括小的家务，如铺床、换床单、做饭等

16. 身体活动的程度：询问老年人身体活动的水平，根据其健康状况和所能承受的运动量进行评价。例如对于健康老年人来说一周逛 3 次超市并不算很活跃，但是对于患有某些疾病的老年人来说，这足以保持健康。

    A. 非常活跃（每周锻炼 ≥ 3 次）

    B. 一般活跃（每周锻炼 < 2 次）

    C. 不太活跃（很少离开家）

    D. 不活跃（很少离开家里的某个房间）

17. 能否在自己家内安全行走：

    A. 不需助行器，可独立行走

    B. 总是在使用助行器的情况下可独立行走

    C. 在接受监督或他人帮助的情况下可安全行走

    D. 无法安全行走；使用助行器时可保证步行安全但老年人总是不使用它或者需要他人帮助 / 监督，但总是不接受

18. 能否在社区内安全行走：观察老年人在使用助行器时的步行和转身情况。

    A. 不需助行器，可独立行走或者老年人根本就不去社区

    B. 总是在使用助行器的情况下可在社区内独立行走

    C. 在接受监督或身体帮助的情况下可在社区内安全行走

    D. 使用助行器时可保证步行安全但老年人总是不使用它或者需要他人帮助 / 监督，但总是不接受；不能安全使用助行器

19. 评估老年人居家内环境危险因素

    1）照明光线适度，方便老年人可以看清屋内物品及家具、通道等设置。

    2）平时穿的鞋子大小合适，平时穿的鞋子能防滑。

    3）家中老年人常使用的椅子及床高度合适，可使其容易起身及坐下，并配有扶手以协助移动。

    4）运用对比的颜色区分门口、楼梯高度的变化。

    5）浴室地板铺设防滑排水垫，浴缸内有防滑垫。

    6）马桶设有抓握的固定扶手可使用。

7）使用坐式马桶且高度适当，可方便老年人起身及坐下。

8）楼梯有装设固定的扶手。

9）日常用品摆放整齐，无松散的地毯、电线、铁丝，不会造成绊倒。

10）居民楼内楼梯台阶高度适当，楼梯台阶坡度适当。

居家环境是否安全：把老年人的功能和灵活性与环境危险结合起来考虑，进行评分

A. 居家环境安全

B. 轻度环境危害：环境危害存在，需要健康教育和改善，例如不安全的地面覆盖物、东西摆放有点杂乱、走道上有家具设备、夜间照明不足、相邻台阶之间缺乏明显区别、浴室间缺少防滑垫、脚下有宠物乱跑

C. 环境危害存在，并需要职业治疗师正式评估和干预，比如浴室间或楼梯安装栏杆、楼梯不安全、需要一个缓坡、B 选项中列举的某一个问题特别严重

D. 存在许多（≥ 3 个）环境危害，需要职业治疗师正式评估和干预

评价标准：选项 ABCD 得分分别计为 0 分、1 分、2 分、3 分。

总分最低 0 分，最高 45 分，得分越高提示跌倒危险性越高。

附录 4 药物增加跌倒风险的机制和预防药物相关跌倒的措施

附件 4-1

增加跌倒风险常见药物类别及其引起跌倒机制汇总表

药物类别		增加跌倒风险机制
作用于中枢神经系统的药物	镇静催眠药物	在与药物相关的跌倒事件中,镇静催眠药的影响最为明显。易造成跌倒的原因主要为该类药物可引起嗜睡、眩晕、精神错乱、认知受损、运动失调及延缓反应时间等不良反应。有研究结果显示,在开始服用苯二氮䓬类药物后两周内跌倒风险最高
	抗精神病药物	可发生锥体外系反应、迟发型运动障碍、抗胆碱作用与认知障碍、体位性低血压和镇静等不良反应,从而增加跌倒风险。非典型性抗精神病药物对 5-HT 受体有较高的阻断作用,作用于中脑边缘系统,引发锥体外系反应比率较小
	抗抑郁药物	可发生锥体外系反应、运动不能、体位性低血压、镇静及抗胆碱作用等不良反应,增加跌倒风险。研究表明,服用抗抑郁药物患者出现多次跌倒的概率高于未服用者 48%。与三环类抗抑郁药物(TCA)相比,选择性 5- 羟色胺再摄取抑制剂(SSRI)类药物抗胆碱能副作用较少,因此致跌倒风险可能较小;但长期(大于 6 个月)使用 SSRI 类药物后,跌倒风险(*OR* 值)可显著增加,这可能与该类药物致骨质疏松不良反应有关
	抗癫痫药物	可引起思维混乱、视物模糊、笨拙或步态不稳、眩晕、嗜睡、协调障碍、困倦、共济失调和震颤等不良反应,增加跌倒风险。抗癫痫治疗通常需要患者长期服用药物,研究发现在长期服用抗癫痫药物人群中,50% 以上的患者伴有临床或亚临床的骨质疾患,因此该类患者由于骨质丢失而导致易跌倒和骨折危险性增加的情况亦需关注
	拟多巴胺药物	易发生体位性低血压,从而增加患者跌倒风险

药物类别		增加跌倒风险机制
作用于心血管的药物	降压药物	可引起低血压(包括体位性低血压)、减少脑部血流灌注、肌肉无力、眩晕等不良反应,尤其是在开始给药或调整剂量阶段。有研究分析显示,启动降压药物治疗可导致患者在未来15天内发生严重跌倒的比率增加36%,加用新的降压药物或增加降压药物剂量亦会增加15天内跌倒风险
	Ⅰa类抗心律失常药物	可通过抗胆碱能特性或通过QT间期延长等机理诱发室性心动过速等不良反应发生,从而增加跌倒风险。
激素及有关药物	降糖药物	可引起低血糖,从而出现头晕、共济失调、昏迷、震颤等导致跌倒的发生
影响变态反应和免疫功能的药物	抗组胺药物	老年人对抗组胺药物较敏感,易发生低血压、精神错乱、痴呆和头晕等;另外,该类药物有一定的中枢抑制作用,表现为镇静、嗜睡、疲倦、乏力、眩晕、头痛、精神运动性损伤、视物模糊等,均可增加跌倒风险。(注意含有增加跌倒风险药物的复方感冒制剂,如酚麻美敏等药物)
作用于泌尿系统及生殖系统的药物	利尿剂	老年人在服用利尿剂后易出现血容量不足、体位性低血压或血压下降等现象;可增加患者如厕次数;同时,长期服用排钾利尿剂则可发生低钾,导致患者感觉乏力、倦怠,均可增加跌倒风险
作用于消化系统的药物	胃肠解痉药物	可引起眩晕、视力调节障碍、困倦等,从而导致跌倒发生
	泻药	增加如厕次数;紧急和夜间如厕会增加老年人跌倒的风险
抗感染药物	氨基糖苷类抗菌药物	引起前庭功能失调,表现为恶心、呕吐、眩晕、眼球震颤及平衡障碍等;引起耳蜗神经损害,表现为听力减退或耳聋,对自身的整体环境认识缺失以及增加认知负荷等,从而增加跌倒风险
	喹诺酮类抗菌药物	有颅脑外伤史、脑器质性病变、癫痫病史者应谨慎使用可能诱发癫痫的药物。不推荐作为首选,应选择其他影响较小的抗感染药物。如必须使用,应严密观察中枢神经系统反应

资料来源:广东省药学会.老年人药物性跌倒预防管理专家共识[J].今日药学,2019,29(10):649-658.

附件 4-2

药物相关跌倒预防管理措施汇总表

常用药物		预防管理措施
抗精神病药物	第二代抗精神病药物：氨磺必利、氯氮平、利培酮、齐拉西酮、喹硫平、帕利哌酮、布南色林	尽量使用最小剂量，选择引起相应症状较少的药物，根据症状对症处理。 1. 锥体外系反应：典型抗精神病药 > 利培酮、帕利哌酮 > 阿立哌唑、齐拉西酮 > 奥氮平、喹硫平 > 氯氮平。 2. 镇静：氯氮平 > 奥氮平和喹硫平 > 利培酮和帕利哌酮 > 齐拉哌酮和阿立哌唑。
	第一代抗精神病药：氯丙嗪、奋乃静、氟哌啶醇	3. 体位性低血压：喹硫平、氯氮平、利培酮和帕利哌酮以及低效价第一代抗精神病药物如氟哌啶醇和氯丙嗪较多见，其次是阿立哌唑，而奥氮平和齐拉西酮少见，常发生在药物快速加量或剂量偏大时
抗抑郁药	TCA：阿米替林、多塞平 四环类：曲唑酮 SSRI：氟西汀、舍曲林、帕罗西汀、西酞普兰、氟伏沙明 SNRI：文法拉辛、度洛西汀、米那普仑 NaSSA：米氮平 其他：安非他酮、碳酸锂	1. 镇静：TCA 和米氮平的镇静作用强于 SSRI 和 SNRI 类：阿米替林 > 米氮平 > 帕罗西汀。减量，或在睡前给药。 2. SSRI 具有骨质疏松风险，进行骨密度监测，并添加特殊的治疗，以减少骨质流失（如钙和维生素 D，双膦酸盐，选择性雌激素受体调节剂）
抗癫痫药	奥卡西平、卡马西平、丙戊酸、乙琥胺、拉莫三嗪、苯妥英钠、苯巴比妥、妥泰左、乙拉西坦	抗癫痫药物长期使用存在骨质疏松和骨折风险，应定期监测骨密度，防治骨质疏松

常用药物		预防管理措施
镇静催眠药	非苯二氮䓬类:佐匹克隆、右佐匹克隆、唑吡坦、扎来普隆	1. 老年人失眠治疗优先非药物治疗。 2. 如需药物治疗,老年人优先选择非苯二氮䓬类,应避免长期使用。 3. 建议上床后服用药物。 4. 镇静催眠药发生跌倒的时间一般在更换药物、改变剂量、夜晚如厕及早晨下床时,因此在以上时间段需对患者重点监护
	苯二氮䓬类:艾司唑仑、三唑仑、阿普唑仑、劳拉西泮、奥沙西泮、地西泮、咪达唑仑、氯硝西泮	
阿片类镇痛药	芬太尼、哌替啶、吗啡等	存在中枢抑制作用、直立性低血压、肌肉松弛作用等致跌倒风险
髓袢利尿剂	呋塞米、托拉塞米、布美他尼	1. 可增加如厕频次,注意陪护,改善通道环境,注意防滑。 2. 可建议早上服用,防止因起夜发生跌倒。 3. 注意监测血压,防止低血压
强心苷类	洋地黄、地高辛	1. 监测心电图、视力情况。 2. 服药后限制行动,注意观察
β受体阻滞剂	美托洛尔、普萘洛尔、比索洛尔、卡维地洛、阿罗洛尔	
ACEI(血管紧张素转化酶抑制剂)	卡托普利、贝那普利、福辛普利、雷米普利	1. 监测血压,观察是否有体位性低血压的发生。 2. α受体阻滞剂、血管扩张药、钙离子拮抗剂易引起体位性低血压。 3. 重点监测开始使用药物、增加药物剂量时。 4. 指导患者日常生活中改变体位时节奏应保持缓慢
钙离子拮抗剂	硝苯地平	
α受体阻滞剂	多沙唑嗪、特拉唑嗪	
中枢性降压药	可乐定	
血管扩张药	硝普钠	
抗心律失常药	丙吡胺、奎尼丁、普鲁卡因酰胺	服药后限制活动,注意观察

常用药物		预防管理措施
拟多巴胺药	复方左旋多巴(苄丝肼左旋多巴、卡比多巴左旋多巴) DR 激动剂(吡贝地尔,普拉克索)	1. DR 受体激动剂应从小剂量开始,逐渐增加至获得满意疗效而不出现副作用为止。 2. 监测血压,观察是否有体位性低血压的发生。 3. 指导患者日常生活中改变体位时节奏应保持缓慢
磺酰脲类	格列美脲、格列喹酮、格列吡嗪、格列齐特	1. 监测血糖,预防低血糖的发生。 2. 低血糖发生风险:胰岛素、磺脲类药物致低血糖风险高于格列奈类,二甲双胍、噻唑烷二酮类、α- 糖苷酶抑制剂引起低血糖较少,但应注意合用时的低血糖风险。 3. 胰岛素或胰岛素促泌剂应从小剂量开始,逐渐增加剂量,谨慎地调整剂量。 4. α- 糖苷酶抑制剂单独使用通常不会发生低血糖,如出现低血糖,治疗时需使用葡萄糖或蜂蜜,食用蔗糖或淀粉类食物纠正低血糖效果较差
格列奈类	瑞格列奈、那格列奈	
双胍类	二甲双胍	
噻唑烷二酮类	罗格列酮、吡格列酮	
α 糖苷酶抑制剂	阿卡波糖、伏格列波糖	
DDP-4 抑制剂	吡格列酮、沙格列汀	
胰岛素	门冬胰岛素、赖脯胰岛素、地特胰岛素、甘精胰岛素等	
氨基糖苷类抗菌药物	链霉素、庆大霉素、妥布霉素、卡那霉素、阿米卡星	1. 前庭功能失调,卡那霉素 > 链霉素 > 庆大霉素 > 妥布霉素。 2. 耳蜗神经损害:卡那霉素 > 阿米卡星 > 庆大霉素 > 妥布霉素。 3. 老年人慎用。 4. 监测血药浓度。 5. 避免与其他耳毒性药物合用(呋塞米、万古霉素),出现先兆症状(头晕、耳鸣,也可无症状),及时停药
抗组胺药	氯苯那敏、苯海拉明、赛庚啶等	1. 一代抗组胺药的主要不良反应是嗜睡,老年人慎用。 2. 老年人优先选择第二代抗组胺药

附录 5 老年人居家适老化改造项目和老年用品配置推荐清单

本清单摘自《民政部 国家发展改革委 财政部 住房和城乡建设部 国家卫生健康委 银保监会 国务院扶贫办 中国残联 全国老龄办关于加快实施老年人居家适老化改造工程的指导意见》（民发〔2020〕86 号）。

序号	类别	项目名称	具体内容	项目类型
1	（一）地面改造	防滑处理	在卫生间、厨房、卧室等区域,铺设防滑砖或者防滑地胶,避免老年人滑倒,提高安全性	基础
2		高差处理	铺设水泥坡道或者加设橡胶等材质的可移动式坡道,保证路面平滑、无高差障碍,方便轮椅进出	基础
3		平整硬化	对地面进行平整硬化,方便轮椅通过,降低风险	可选
4		安装扶手	在高差变化处安装扶手,辅助老年人通过	可选
5	（二）门改造	门槛移除	移除门槛,保证老年人进门无障碍,方便轮椅进出	可选
6		平开门改为推拉门	方便开启,增加通行宽度和辅助操作空间	可选
7		房门拓宽	对卫生间、厨房等空间较窄的门洞进行拓宽,改善通过性,方便轮椅进出	可选
8		下压式门把手改造	可用单手手掌或者手指轻松操作,增加摩擦力和稳定性,方便老年人开门	可选
9		安装闪光振动门铃	供听力视力障碍老年人使用	可选
10	（三）卧室改造	配置护理床	帮助失能老年人完成起身、侧翻、上下床、吃饭等动作,辅助喂食、处理排泄物等	可选
11		安装床边护栏（抓杆）	辅助老年人起身、上下床,防止翻身滚下床,保证老年人睡眠和活动安全	基础
12		配置防压疮垫	避免长期乘坐轮椅或卧床的老年人发生严重压疮,包括防压疮坐垫、靠垫或床垫等	可选
13	（四）如厕洗浴设备改造	安装扶手	在如厕区域或者洗浴区安装扶手,辅助老年人起身、站立、转身和坐下,包括一字形扶手、U 形扶手、L 形扶手、135 度扶手、T 形扶手或者助力扶手等	基础

序号	类别	项目名称	具体内容	项目类型
14	（四）如厕洗浴设备改造	蹲便器改坐便器	减轻蹲姿造成的腿部压力，避免老年人如厕时摔倒，方便乘轮椅老年人使用	可选
15		水龙头改造	采用拔杆式或感应水龙头，方便老年人开关水阀	可选
16		浴缸/淋浴房改造	拆除浴缸/淋浴房，更换浴帘、浴杆，增加淋浴空间，方便照护人员辅助老年人洗浴	可选
17		配置淋浴椅	辅助老年人洗澡用，避免老年人滑倒，提高安全性	基础
18	（五）厨房设备改造	台面改造	降低操作台、灶台、洗菜池高度或者在其下方留出容膝空间，方便乘轮椅或者体型矮小老年人操作	可选
19		加设中部柜	在吊柜下方设置开敞式中部柜、中部架，方便老年人取放物品	可选
20	（六）物理环境改造	安全自动感应灯具	安装感应便携灯，避免直射光源、强刺激性光源，人走灯灭，辅助老年人起夜使用	可选
21		电源插座及开关改造	视情进行高/低位改造，避免老年人下蹲或弯腰，方便老年人插拔电源和使用开关	可选
22		安装防撞护角/防撞条、提示标识	在家具尖角或墙角安装防撞护角或者防撞条，避免老年人磕碰划伤，必要时粘贴防滑条、警示条等符合相关标准和老年人认知特点的提示标识	可选
23		适老家具配置	比如换鞋凳、适老椅、电动升降晾衣架等	可选
24	（七）老年用品配置	手杖	辅助老年人平稳站立和行走，包含三脚或四脚手杖、凳拐等	基础
25		轮椅/助行器	辅助家人、照护人员推行/帮助老年人站立行走，扩大老年人活动空间	可选
26		放大装置	运用光学/电子原理进行影像放大，方便老年人近用	可选
27		助听器	帮助老年人听清声音来源，增加与周围的交流，包括盒式助听器、耳内助听器、耳背助听器、骨导助听器等	可选
28		自助进食器具	辅助老年人进食，包括防洒碗（盘）、助食筷、弯柄勺（叉）、饮水杯（壶）等	可选
29		防走失装置	用于监测失智老年人或其他精神障碍老年人定位，避免老年人走失，包括防走失手环、防走失胸卡等	基础
30		安全监控装置	佩戴于人体或安装在居家环境中，用于监测老年人动作或者居室环境，发生险情时及时报警。包括红外探测器、紧急呼叫器、烟雾/煤气泄漏/溢水报警器等	可选

附录6 老年人跌倒发生情况调查表

说明：本调查表用于面对面调查老年人跌倒发生情况时使用，每次跌倒单独填写一张调查表。

编号：_____ 性别：①男 ②女 年龄：_____岁（周岁）

过去12个月，您是否跌倒过？跌倒过几次？

①否，没有跌倒过 ②是，跌倒过_____次

跌倒指导致一个人倒在地板、地面或更低平面上的非故意事件。包括滑倒、绊倒，被非故意的碰倒，晕倒等，可以发生在同一平面，也可以发生在有高度差的不同平面。

1. 发生了哪类跌倒
   ①滑倒 ②绊倒 ③被碰倒 ④晕倒 ⑤跌落/坠落 ⑥其他：_____

2. 跌倒发生时间？ ____年____月

3. 跌倒发生时段？
   ① 06:00-11:59 ② 12:00-17:59 ③ 18:00-23:59 ④ 00:00-05:59

4. 跌倒发生地点？（单选题）
   家庭内：
   ①卧室 ②厨房 ③浴室/卫生间 ④客厅/餐厅 ⑤门厅 ⑥阳台
   ⑦室内楼梯 ⑧院子/天井 ⑨家庭内其他区域：_____
   家庭外：
   ⑩楼梯或过道 ⑪小区内/村内道路 ⑫小区内/村内公共场所(除道路外)
   ⑬小区外/村外道路 ⑭小区外/村外其他场所(除道路外)：_____

5. 跌倒发生时活动：
   ①做家务 ②洗澡 ③上厕所 ④运动锻炼活动(具体活动：_____)
   ⑤休闲活动(具体活动：_____) ⑥步行(以锻炼身体为目的的步行除外)
   ⑦驾乘交通工具 ⑧工作/干农活 ⑨其他：_____ ⑩不清楚

6. 此次跌倒发生时,是否存在下列因素? （可多选,以调查对象描述为依据
进行选择）

①地面湿滑　②地面不平　③有障碍物　④路面/坡道坡度大

⑤台阶过高/破损/坡度大　⑥光线太暗/太亮

⑦没有扶手或支撑物　⑧没有使用手杖　⑨衣着不当　⑩鞋不安全

⑪疾病发作　⑫着急/动作速度过快　⑬腿没有力量

⑭外力作用（被他人/动物/物体撞、推、碰到）

⑮其他:_____　⑯不清楚　⑰无上述因素

7. 受伤部位? （请选择受伤最重的部位）

①未受伤（跳到11题）

②头颈部　③上肢　④下肢　⑤躯干

⑥多部位　⑦其他:_____　⑧不清楚

8. 受伤性质? （请选择最重的伤势）

①骨折　②浅表伤/挫伤/擦伤　③锐器伤/开放性伤

④脱位/扭伤/拉伤　⑤脑震荡/脑挫裂伤　⑥内脏器官伤

⑦其他（具体填写）:_____　⑧不清楚

9. 跌伤后如何处理的? （请选择最终处理方式）

①住院　②门急诊处理

③自行处理　④未进行处理

10. 住院多少天? （没有住院记为0天,最小单位为半天,记为0.5天）　_____天

11. 本次跌伤后,您休息了多长时间?

（休息时间指因跌倒停止日常活动的时间,包括自行休息时间、治疗时间、
住院时间。没有休息记为0天,最小单位为半天,记为0.5天）　_____天

调查时间:_____年____月____日　调查员姓名:_____

术 语

跌倒是指一个人倒在地面、地板或其他较低平面上的非故意事件。

老年人是指 60 周岁以上的公民。

害怕跌倒也称恐惧跌倒，是指在进行某些活动时为了避免跌倒而出现的自我效能或信心的降低。

自我效能是指个体对自己是否有能力去实施某一行为的期望，是人们对自我行为能力的认知与评价。

运动锻炼是指通过身体锻炼、训练、竞技比赛等方式达到增强体质，提高技术，丰富文化生活为目的的社会活动，包括所有形式的体力活动或游戏。

力量锻炼又称阻力训练，是一种以锻炼肌肉为主要目的的运动，常系用抵抗阻力的方法诱导肌肉收缩，从而增强力量和骨骼肌的围度。

平衡锻炼是指以恢复或改善身体平衡能力为目的的训练。可以利用平衡板、平衡木或在窄道上步行、身体移位运动、平衡运动等方式进行练习。

有氧锻炼是指以有氧代谢供能进行的运动，是一种以提高人体耐力质素，增强心肺功能为目的的身体活动。当运动心率低于最大心率 80% 时，通常是在进行有氧训练。运动者可以采用自我运动感觉来大体判断是否处于有氧代谢运动状态。在自我感觉"很轻松""比较轻松""有点累""比较累""很累"五个等级中，如果认为是"有点累"或"比较累"，一般是处在有氧运动状态。如长距离慢跑、骑自行车、游泳、跳绳、跳有氧健身操、跳踏板舞及跳有氧舞蹈。

照明是指光照射到场景、物体及其环境使其可以被看见的过程。

玄关是指建筑物入门处到起居厅之间的一段缓冲空间。

眩光是由于视野中的亮度分布或亮度范围的不适宜，或存在极端的亮度对比，以致引起不舒适感觉或降低观察细部、目标能力的视觉现象。

照度是指入射在包含该点的面元上的光通量除以该面元面积所得之商。单位为勒克斯（lx）。

间接照明是指对光源进行遮挡，但是光线却可以满足照明的需求；眼睛无法直接看到光源。

可调灯具是指照度可以调节的灯具。

集中配光是指光源集中在某一方向发光。

交通空间是指居住者在室内通行的空间。

回游动线是指住宅套内各空间相互联系所形成的交通回路，常见的有卧室 - 起居室、餐厅 - 厨房、卧室 - 卫生间。

无障碍设计是指以方便残疾人、老年人等行动不便或有视力障碍者使用为目标的安全设施和环境设计。

适老辅具也称适老辅助器具或适老功能辅助器具，是指在一定环境下使用的辅助失能老年人发挥潜能、克服环境功能障碍的器具。

辅助器具适配评估是指专业人员对辅助器具使用者的身体功能、辅助器具功能、使用环境、使用效果、合适与否的测评，通过评估量表完成。

健康教育是指有计划地应用循证医学的教学原理与技术，为学习者提供获取科学的健康知识、树立健康观念、掌握健康技能的机会，帮助他们做出有益健康的决定和有效且成功地执行有益健康生活方式的过程。健康教育是及时引导人们自愿采取有益健康行为而设计的学习机会，也是帮助人们达成知行合一的实践活动，其核心是健康行为的养成。

药物治疗管理是指由经过规范化培训并获得药物治疗管理资格的药师，为患者提供全流程、全周期、连续性的一体化药物治疗管理服务，以帮助患者建立用药记录、纠正用药差错、调整治疗药物而最大程度地实现合理用药，同时实现为社会节省医保费用。

体位性低血压是指从卧位变为直立体位的 3 分钟内，收缩压较平卧 10 分钟时的血压值下降 ≥ 20 毫米汞柱或舒张压下降 ≥ 10 毫米汞柱，同时伴有头晕或晕厥等脑循环灌注不足的表现。

骨折是指骨结构的连续性完全或部分断裂。

社区诊断是指通过社会学、流行病学、管理学等方法，对一定时期内社区的主要公共卫生问题及其影响因素、社区资源配置和服务利用进行客观、科学的确定与评价，提出社区优先解决的健康问题和相应的社区干预措施，为社区干预计划的制定、实施和评价提供科学依据。

社区动员是指把满足社区居民健康需求的社会目标转化为群众广泛参与的社会行动的过程。

过程评估是指在项目计划实施的过程中，为了解动态过程的效果，及时反馈信息，及时调节，使计划、方案不断完善，以便顺利达到预期的目的而进行的评价。

效应评估是指评价项目向目标接近的程度，目标人群的知识、态度、信念的变化情况。通过效应评估可以使项目管理者将资源向更有效率的工作内容倾斜。

结局评估是指评价项目达到最终目的的程度。评估使项目活动成功的经验和失败的教训，在今后的项目中能够得到改进完善，为项目扩展提供证据。

参考文献

[1] World Health Organization. Step safely: strategies for preventing and managing falls across the life-course[R]. Geneva: WHO, 2021.

[2] World Health Organization. ICD-11 for Mortality and Morbidity Statistics (ICD-11 MMS)[EB/OL]. [2020-7-27]. https://icd.who.int/browse11/l-m/en.

[3] World Health Organization. Falls-fact sheet[EB/OL]. [2021-07-05]. http://www.who.int/news-room/fact-sheets/detail/falls.

[4] STEVENS J A. A CDC Compendium of Effective Fall Interventions: What Works for Community-Dwelling Older Adults Atlanta, Georgia, Centers for Disease Control and Prevention[M]. Atlanta: National Center for Injury Prevention and Control, 2015.

[5] BURNS E R , STEVENS J A , LEE R. The direct costs of fatal and non-fatal falls among older adults-United States[J]. Journal of Safety Research, 2016(58):99-103.

[6] 中国疾病预防控制中心慢性非传染性疾病预防控制中心 , 国家卫生健康委统计信息中心 . 中国死因监测数据集 2019[M]. 北京 : 中国科学技术出版社 , 2020.

[7] 中国疾病预防控制中心慢性非传染性疾病预防控制中心 . 全国伤害监测数据集 (2018) [M]. 北京 : 人民卫生出版社 , 2019.

[8] 高茂龙 , 宋岳涛 . 中国老年人跌倒发生率 meta 分析 [J]. 北京医学 , 2014, 36(10):796-798.

[9] PENG K, TIAN M, ANDERSEN M, et al. Incidence, risk factors and economic burden of fall-related injuries in older Chinese people: a systematic review[J]. Inj Prev, 2019, 25(1): 4-12.

[10] VIEIRA E R, PALMER R C, CHAVES P H. Prevention of falls in older people living in the community[J]. BMJ, 2016, 28(353):i1419.

[11] YU W Y, HWANG H F, HU M H, et al. Effects of fall injury type and discharge placement on mortality, hospitalization, falls, and ADL changes among older people in Taiwan[J]. Accid Anal Prev, 2013(50):887-894.

[12] CHARLTON K, MURRAY C M, KUMAR S. Perspectives of older people about contingency planning for falls in the community: A qualitative meta-synthesis[J]. PLoS One, 2017, 12(5): e0177510.

[13] STEL V S, SMIT J H, PLUIJM S M, et al. Consequences of falling in older men and women and risk factors for health service use and functional decline[J]. Age Ageing, 2004,

33(1):58-65.

[14]　王田田, 郭爱敏. 老年人跌倒恐惧的研究进展 [J]. 中国护理管理, 2017, 17(09):1217-1221.

[15]　中华人民共和国卫生健康委员会. 老年人跌倒干预技术指南 [EB/OL]. [2021-07-05]. http://www.nhc.gov.cn/cms-search/xxgk/getManuscriptXxgk.htm?id=52857.

[16]　DOLL L S, BONZO S E, MERCY J A, et al. Handbook of Injury and Violence Prevention[M]. New York: Springer, 2008.

[17]　DEANDREA S, LUCENTEFORTE E, BRAVI F, et al. Risk factors for falls in community-dwelling older people: a systematic review and meta-analysis[J]. Epidemiology, 2010, 21(5):658-668.

[18]　张迪, 何耀, 曾静, 等. 影响中国老年人跌倒疾病相关危险因素的 Meta 分析 [J]. 中华保健医学杂志, 2017, 19(4):329-333.

[19]　王临虹, 夏维波, 林华. 骨质疏松防控指南 [M]. 北京: 北京大学医学出版社, 2017.

[20]　HONG T, MITCHELL P, BURLUTSKY G, et al. Visual Impairment and the Incidence of Falls and Fractures Among Older People: Longitudinal Findings From the Blue Mountains Eye Study[J]. Investigative Ophthalmology & Visual Science, 2014, 55(11):7589-7593.

[21]　KAMIL R J, BETZ J, POWERS B, et al. Association of Hearing Impairment With Incident Frailty and Falls in Older Adults[J]. Journal of aging and health, 2016, 28(4):644-660.

[22]　刘善云, 陈东烨, 连志强, 等. 核心力量练习对男性老年人下肢肌力、平衡能力与跌倒风险的干预效果 [J]. 中国运动医学杂志, 2015, 34(12):1139-1142,1151.

[23]　中国老年保健医学研究会老龄健康服务与标准化分会,《中国老年保健医学》杂志编辑委员会, 北京小汤山康复医院. 中国社区平衡功能障碍评定与康复治疗技术专家共识 [J]. 中国老年保健医学, 2019, 17(04):27-36.

[24]　渡部和彦, 王芸. 老年人的身体平衡能力与"外部干扰适应理论" [J]. 体育科学, 2014, 034(002): 54-59.

[25]　OSOBA M Y, RAO A K, AGRAWAL S K, et al. Balance and gait in the elderly: A contemporary review[J]. Laryngoscope Investigative Otolaryngology, 2019, 4(1): 143-153.

[26]　代俊, 王辰辰. 老年人跌倒危险因素及其关系 [J]. 中国老年学杂志, 2016, 36(013): 3328-3332.

[27]　李莺, 程云, 赵丽蓉. 老年人害怕跌倒的研究进展 [J]. 中华护理杂志, 2014, 49(004): 458-462.

[28]　广东省药学会. 老年人药物性跌倒预防管理专家共识 [J]. 今日药学, 2019, 29(10): 649-658.

[29]　马新颜, 高从, 姜彩肖, 等. 石家庄市社区老年人跌倒危险因素分析 [J]. 中国公共卫生,

2014, 30(12):1589-1591.

[30] 夏庆华, 唐传喜, 钮春瑾, 等. 社区老年人跌倒情况及危险因素研究 [J]. 中国慢性病预防与控制, 2006, 14(003):207-209.

[31] LORD S R, MENZ H B, CATHERINE S. Home environment risk factors for falls in older people and the efficacy of home modifications[J]. Age and Ageing, 2006, 35(suppl_2):ii55-ii59.

[32] SUMUKADAS D, WITHAM M, STRUTHERS A, et al. Day length and weather conditions profoundly affect physical activity levels in older functionally impaired people [J]. Journal of Epidemiology and Community Health, 2009, 63(4):305-309.

[33] MORENCY P, VOYER C, BURROWS S, et al. Outdoor falls in an urban context: winter weather impacts and geographical variations[J]. Can J Public Health, 2012, 103(3):218-222.

[34] 周德定, 李延红, 卢伟, 等. 社区老年人跌倒危险因素研究进展 [J]. 环境与职业医学, 2007, 24(1):87-91.

[35] 沙姆韦-库克, 伍拉科特, 毕胜, 等. 运动控制原理与实践 [M]. 北京: 人民卫生出版社, 2009.

[36] 张子华, 纪仲秋, 庞博, 等. 老年人步态稳定性、步态评价与跌倒风险的研究进展 [J]. 中国康复理论与实践, 2019, 25(7):793-796.

[37] 段蕾蕾, 王临虹. 伤害与暴力预防控制理论与方法 [M]. 北京: 人民卫生出版社, 2020.

[38] STEPHEN LORD. Falls in older people: Risk factors and strategies for prevention[M]. Cambridge: Cambridge University Press, 2007.

[39] MSC LJS, GLIND EMMVD, DAAMS JG, et al. Original Study Fall-Risk-Increasing Drugs: A Systematic Review and Meta-analysis: III. Others. on behalf of the EUGMS Task and Finish Group on Fall-Risk-Increasing Drugs[J]. Journal of the American Medical Directors Association, 2018, 19(4):372.e1-372.e8.

[40] BLAIN H, BOUSQUET J, BUCHT G, et al. Fall-Risk-Increasing Drugs: A Systematic Review and Meta-Analysis: II. Psychotropics[J]. Journal of the American Medical Directors Association, 2018, 19(4):371.e11–371.e17.

[41] DE V M, SEPPALA L J, DAAMS J G, et al. Fall-Risk-Increasing Drugs: A Systematic Review and Meta-Analysis: I. Cardiovascular Drugs[J]. Journal of the American Medical Directors Association, 2018, 19(4):372.e1-371.e9.

[42] DAVIS R M, PLESS B. BMJ bans "accidents"[J]. British Medical Journal, 2001, 322(7298): 1320-1321.

[43] World Health Organization. TEACH-VIP 2 user's manual[M]. Geneva: WHO, 2012.

[44] GILLESPIE L D, ROBERTSON M C, GILLESPIE W J, et al. Interventions for preventing

falls in older people living in the community[J]. Cochrane Database of Systematic Reviews, 2012(9):CD007146.

[45]　MCCLURE R J, TURNER C, PEEL N, et al. Population-based interventions for the prevention of fall-related injuries in older people[J]. Cochrane Database of Systematic Reviews, 2005(1):CD004441.

[46]　KENDRICK D, KUMAR A, CARPENTER H, et al. Exercise for reducing fear of falling in older people living in the community[J]. Cochrane Database of Systematic Reviews 2014(11): CD009848.

[47]　李立明 . 流行病学 [M]. 6 版 . 北京 : 人民卫生出版社 , 2007.

[48]　AGS/BGS. Guideline for the Prevention of Falls in Older Persons[J]. Journal of the American Geriatrics Society, 2010, 49(5):664-672.

[49]　Registered Nurses' association of Ontario. Preventing Falls and Reducing Injury from Falls[M] 4th edition. Toronto: Author, 2017.

[50]　STEVENS J A, PHELAN E A. Development of STEADI: A Fall Prevention Resource for Health Care Providers[J]. Health Promot Pract, 2013, 14(5):706-714.

[51]　HOPEWELL S, ADEDIRE O, COPSEY B J, et al. Multifactorial and multiple component interventions for preventing falls in older people living in the community[J]. Cochrane Database of Systematic Reviews, 2018, 7(7):CD012221.

[52]　NICE. Falls in older people: assessing risk and prevention[EB/OL]. (2013-6-12) [2021-09-28]. https://www.nice.org.uk/guidance/cg161/ifp/chapter/information-about- preventing-falls.

[53]　CHENG P, TAN L, NING P, et al. Comparative Effectiveness of Published Interventions for Elderly Fall Prevention: A Systematic Review and Network Meta-Analysis[J]. International journal of environmental research and public health, 2018, 15(3):498.

[54]　张娴 , 龚钦青 , 杨永红 , 等 . 多因素评估及干预在预防社区老年人跌倒中的效果评价 [J]. 上海医药 , 2016, 37(16):51-57.

[55]　夏庆华 , 姜玉 , 钮春瑾 , 等 . 老年人跌倒社区综合干预效果的研究 [J]. 中国慢性病预防与 控制 , 2010, 18(5):515-517.

[56]　American Geriatrics Society. AGS/BGS clinical practice guideline for prevention of falls in older persons [EB/OL]. (2001-5) [2019-12-25]. http://www.americangeriatrics.org/health_ care_professionals/clinical_practice/clinical_guidelines_recommendations/2010.

[57]　周晓美 , 冯璇 . 跌倒风险评估工具的研究进展 [J]. 护理学杂志 , 2018, 33(21):109-112.

[58]　朱晓英 , 张惠萍 . 老年人跌倒风险评估量表的研究进展 [J]. 中西医结合心血管病电子杂 志 , 2020, 8(7):17-18.

[59]　刘朝阳 , 高得伟 . 老年跌倒评估和预防 [J]. 实用老年医学 , 2016, 30(5):364-367.

[60] PARK S H. Tools for assessing fall risk in the elderly: a systematic review and meta-analysis[J]. Aging Clin Exp Res, 2018, 30(1):1-16.

[61] PFORTMUELLER C A, LINDNER G, EXADAKTYLOS A K. Reducing fall risk in the elderly: risk factors and fall prevention, a systematic review[J]. Minerva Med, 2014, 105(4): 275-281.

[62] SCOTT V, VOTOVA K, SCANLAN A, et al. Multifactorial and functional mobility assessment tools for fall risk among older adults in community, home-support, long-term and acute care settings[J]. Age Ageing, 2007, 36(2):130-139.

[63] WYATT J C, ALTMAN D G. Prognostic models: clinically useful or quickly forgotten?[J]. Brit Med J, 1995(311):1539-1541.

[64] TINETTI M E. Performance-Oriented Assessment of Mobility Problems in Elderly Patients[J]. JAGS,1986(34):119-126.

[65] AZIANAH I, AJIT S D, SUZANA S, et al. Timed up and go test combined with self-rated multifactorial questionnaire on falls risk and sociodemographic factors predicts falls among community-dwelling older adults better than the timed up and go test on its own[J]. Multidiscip Healthc, 2017(10):409-416.

[66] WOOD-DAUPHINEE S, BERG K, BRAVO G, et al. The Balance Scale: Responding to clinically meaningful changes[J]. Canadian Journal of Rehabilitation, 1997(10):35-50.

[67] JU J, JIANG Y, ZHOU P, et al. Evaluation of the reliability and validity for X16 balance testing scale for the elderly[J]. BMC Geriatrics, 2018(18):112-120.

[68] 姜玉 , 夏庆华 . X16 老年人平衡能力测试量表的信度和效度评估 (摘译)[J]. 伤害医学 (电子版), 2021, 10(1):54-60.

[69] 高静 , 吴晨曦 , 柏丁兮 , 等 . Tinetti 平衡与步态量表用于老年人跌倒风险评估的信效度研究 [J]. 中国实用护理杂志 , 2014, 30(5):61-63.

[70] 周明 , 彭楠 , 朱才兴 , 等 . 功能性步态评价与 Berg 平衡量表对社区老年人跌倒风险的预测价值 [J]. 中国康复理论与实践 , 2013(19): 66-69.

[71] 金冬梅 , 燕铁斌 , 曾海辉 . Berg 平衡量表的效度和信度研究 [J]. 中国康复医学杂志 , 2003, 18(1):25-27.

[72] LI K, HAN P P, WANG J Z, et al. Timed Up and go Test can predict recurrent falls: a longitudinal study of the community-dwelling elderly in China[J]. Clinical Interventions in Aging, 2017(12):2009-2016.

[73] 燕铁斌 . "起立 - 行走" 计时测试简介 - 功能性步行能力快速定量评定法 [J]. 中国康复理论与实践 , 2000, 6(3):115-117.

[74] 王红 , 郑晓世 , 陆强 , 等 . 老年人平衡能力测试表评估跌倒风险的信效度研究 [J]. 中国骨

质疏松杂志 , 2015, 21(4):415-417.

[75] 徐玉敏 , 刘媛媛 , 彭杏容 , 等 . 老年人平衡能力量表评估跌倒风险的应用研究 [J]. 世界最新医学信息文摘 , 2016, 16(61):128-131.

[76] YARDLEY L, TODD C, BEYER N, et al. Development and initial validation of the Falls Efficacy Scale International (FES-I)[J]. Age Ageing, 2005(34):614-619.

[77] PERETZ C, HERMAN T, HAUSDORFF J M, et al. Assessing Fear of Falling: Can a Short Version of the Activities-Specific Balance Confidence Scale Be Useful? [J]. Movement Disorders, 2006, 21(12):2101-2105.

[78] TINETTI M E, RICHMAN D, POWELL L. Falls efficacy as a measure of fear of falling [J]. J Gerontol, 1990, 45(6):239-243.

[79] HILL K D, SCHWARZ J A, KALOGEROPOLOUS A J, et al. Fear of Falling Revised[J]. Arch Phys Med Rehabil, 1996, 77(10):1025-1029.

[80] 郭启云 , 郭沐洁 , 张林 , 等 . 国际版跌倒效能量表汉化后信效度评价 [J]. 中国全科医学 , 2015, 18(35):4273-4276.

[81] JESTER R, WADE S, HENDERSON K. A pilot investigation of the efficacy of falls risk assessment tools and prevention strategies in an elderly hip fracture population[J]. Journal of Orthopaedic Nursing, 2005, 9(1):27-34.

[82] POWELL L E, MYERS A M. The Activities-specific Balance Confidence (ABC) Scale[J]. J Gerontol Med Sci, 1995, 50(1): 28-34.

[83] 王利维 . 社区老年人跌倒危险评估工具的研究 [D]. 上海 : 第二军医大学 , 2011.

[84] 郝燕萍 . 老年跌倒功效量表与跌倒风险评估量表的研制及测试研究 [D]. 广州 : 第一军医大学 , 2006.

[85] 邓宁 , 张彤 , 史宝欣 . 简明国际跌倒效能感量表在脑梗死患者中的信度和效度检验 [J]. 中国康复理论与实践 , 2015, 21(12):1438-1442.

[86] 管强 , 韩红杰 , 詹青 , 等 . 活动平衡信心量表 (中文版) 的信度与效度研究 [J]. 同济大学学报 (医学版), 2011, 32(3):81-84.

[87] 苏清清 , 蒋天裕 , 皮红英 , 等 . 中文版老年人跌倒风险自评量表的信效度评价 [J]. 解放军医学院学报 , 2018, 39(10):885-888.

[88] VIVRETTE R L, RUBENSTEIN L Z, MARTIN J L, et al. Development of a fall risk self-assessment for community-dwelling seniors [J]. J Aging Phys Act, 2011, 19(1):16-29.

[89] RUBENSTEIN L Z, VIVRETTE R, HARKER J O, et al. Validating an evidence-based, self-rated fall risk questionnaire (FRQ) for older adults [J]. Journal of safety research, 2011, 42(6):493-499.

[90] LAIN F H Y, YAN E W H, MACKENZIE L, et al. Reliability, validity, and clinical utility of a

self-reported screening tool in the prediction of fall incidence in older adults[J]. Disabil Rehabil, 2020, 42(21):3098-3105.

[91] SANFORD J A, PYNOOS J, TEJRAL A, et al. Development of a comprehensive assessment for delivery of home modifications[J]. Physical and Occupational Therapy in Geriatrics, 2002, 20(2):43-55.

[92] LETTS L, SCOTT S, BURTNEY J, et al. The reliability and validity of the safety assessment of function and the environment for rehabilitation (SAFER TOOL) [J]. Br J Occup Ther, 1998(61): 127-132.

[93] MACKENZIE L, BYLES J, HIGGINBOTHAM N. Designing the Home Falls and Accidents Screening Tool (HOME FAST): selecting the Items[J]. Br J Occup Ther Adv Musculoskelet Dis, 2000, 63(6):260-269.

[94] 郭启云 , 郭沐洁 , 张林 , 等 . 居家跌倒风险筛查量表在中国社区老年人中的应用 [J]. 中华护理杂志 , 2015, 50(9):1128-1132.

[95] YOU L, DEANS C, LIU K, et al. Raising awareness of fall risk among chinese older adults: use of the home fall hazards assessment tool[J]. Journal of gerontological nursing, 2004, 30(6): 35-42.

[96] 夏庆华 , 姜玉 . 老年人跌倒居家危险因素干预效果及需求研究 [J]. 中国健康教育 , 2010, 26(8): 607-608,611.

[97] 高从 , 马新颜 , 段蕾蕾 , 等 . 石家庄市社区老年人跌倒风险评估工具的评价 [J]. 伤害医学 (电子版), 2015, 4(2):31-33.

[98] 中国老年保健医学研究会老龄健康服务与标准化分会 ,《中国老年保健医学》杂志编辑委员会 . 中国老年人跌倒风险评估专家共识 (草案)[J]. 中国老年保健医学杂志 , 2019, 17(4): 47-50.

[99] 宋岳涛 . 老年人综合评估 [M]. 北京 : 中国协和医科大学出版社 , 2019.

[100] 郑洁皎 . 老年人防跌倒居家康复指导 [M]. 北京 : 中国工信出版社 , 2019.

[101] 中国老年医学会 . 老年人跌倒风险综合评估规范 : T/CGSS 014—2020[S/OL].[2020-10-14] http://www.ttbz.org.cn/upload/file/20200615/637278146569943283573224 1.pdf.

[102] 宋超 , 田鑫 , 刘琳 , 等 . 骨密度测试联合老年人运动功能量表 -25 评估筛查老年人基础运动障碍及跌倒风险 : 天津市 6 个社区 1458 例调查 [J]. 中国组织工程研究 , 2019(7):990-995.

[103] WANG L, WANG X, SONG P, et al. Combined Depression and Malnutrition As an Effective Predictor of First Fall Onset in a Chinese Community-Dwelling Population: A 2-Year Prospective Cohort Study [J]. Rejuvenation research, 2020, 23(6):498-507.

[104] 李晓军 , 姬栋岩 , 周妹 . 居家老年人跌倒风险中可控因素评估的思维导图设计 [J]. 全科护

理 , 2019, 17(23):2911-2913.

[105] 傅华 , 施榕 , 张竞超 , 等 . 健康教育学 [M]. 3 版 . 北京 : 人民卫生出版社 , 2017.

[106] 顾沈兵 . 健康教育文案写作 [M]. 上海 : 复旦大学出版社 , 2019.

[107] 邓学文 , 周海滨 , 雷林 , 等 . 深圳市社区老年预防跌倒健康教育效果评价 [J]. 中国健康教育 , 2018, 34(2):174-179.

[108] 吴明珑 , 张晓琦 , 罗慧 , 等 . 不同健康教育模式对预防社区老年人跌倒的影响 [J]. 护理研究 , 2012, 26(2):186-187.

[109] 吴沁芬 . 老年人防跌意识的社区健康教育 [J]. 中国老年保健医学 , 2007, 5(6):78.

[110] 王幼芳 , 王芳 . 可视化健康教育对提高老年住院患者防跌倒行为认知水平的影响 [J]. 广西医学 , 2018, 40(9):1112-1118.

[111] LEE S H, YU S. Effectiveness of multifactorial interventions in preventing falls among older adults in the community: A systematic review and meta-analysis[J]. International Journal of Nursing Studies, 2020(106):103564.

[112] HOPEWELL S, COPSEY B, NICOLSON P, et al. Multifactorial interventions for preventing falls in older people living in the community: a systematic review and meta-analysis of 41 trials and almost 20000 participants[J]. British Journal of Sports Medicine, 2020, 54(22):1340-1350.

[113] SHERRINGTON C, TIEDEMANN A, FAIRHALL N J, et al. Exercise for preventing falls in older people living in the community[M]. The Cochrane Library: John Wiley&Sons Ltd, 2016.

[114] CLEMSON L, FIATARONE SINGH M, et al. LiFE Pilot Study: a randomised trial of balance and strength training embedded in daily life activity to reduce falls in older adults[J]. Aust Occup Ther J, 2010(57):42-50.

[115] 预防老年人跌倒康复综合干预专家共识 [J]. 老年医学与保健 , 2017, 023(005):349-352.

[116] SHERRINGTON C, WHITNEY J C, LORD S R, et al. Effective exercise for the prevention of falls: a systematic review and meta-analysis[J]. J Am Geriatric Soc, 2008, 5(6): 2234-2243.

[117] CLEMSON L. Fall risk behavior[M]// Gellman M D, Turner J R. Encyclopedia of behavioral medicine. New York: Springer, 2012.

[118] LINDY CLEMSON, MARIA A FIATARONE SINGH, et al. Integration of balance and strength training into daily life activity to reduce rate of falls in older people (the LiFE study): randomised parallel trial[J]. BMJ:British Medical Journal (Overseas & Retired Doctors Edition), 2012, 8(152):e4547.

[119] National Center for Injury Prevention and Control. Preventing Falls: A Guide to Implementing Effective Community-based Fall Prevention Programs[M]. 2nd ed. Atlanta: Centers for Disease Control and Prevention, 2015.

[120] LEUNG D P K, CHAN C K L, TSANG H W H, et al. Tai chi as an intervention to improve balance and reduce falls in older adults: A systematic and meta-analytical review[J]. Alternative Therapies in Health & Medicine, 2011, 17(1): 40-48.

[121] 王晶晶, 刘欣, 王道, 等. 不同类型有氧锻炼对中老年女性平衡能力的影响 [J]. 中国老年学杂志, 2019, 39(21):5284-5288.

[122] MOYER V A. Prevention of falls in community-dwelling older adults: US Preventive Services Task Force recommendation statement[J]. Annals of internal medicine, 2012, 157(3): 197-204.

[123] DALTON C. Nordic Walking Improves Postural Alignment and Leads to a More Normal Gait Pattern Following 8 Weeks of Training in Older Adults[D]. Ottawa: University of Ottawa, 2016.

[124] BURNFIELD J M, FEW C D, MOHAMED O S, et al. The influence of walking speed and footwear on plantar pressures in older adults[J]. Clinical Biomechanics, 2004, 19(1):78-84.

[125] GANZ D A, BAO Y, SHEKELLE P G, et al. Will my patient fall?[J]. Jama, 2007, 297(1):77-86.

[126] CHANG J T. Interventions for the prevention of falls in older adults: systematic review and meta-analysis of randomized clinical trials[J]. BMJ Chinese Edition, 2004, 328(7441):680-683.

[127] KIM S G, HWANGBO G. The effect of obstacle gait training on the plantar pressure and contact time of elderly women[J]. Archives of Gerontology & Geriatrics, 2015, 60(3):401-404.

[128] HARTMANN A, MURER K, BIE R A D, et al. The effect of a foot gymnastic exercise programme on gait performance in older adults: a randomised controlled trial[J]. Disability and rehabilitation, 2009, 31(25):2101-2110.

[129] ZHANG J G, ISHIKAWA T, YAMAZAKI H, et al. The effects of Tai Chi Chuan on physiological function and fear of falling in the less robust elderly: an intervention study for preventing falls[J]. Archives of gerontology and geriatrics, 2006, 42(2):107-116.

[130] 刘晓云, 尹兵祥. 八段锦运动疗法预防社区老年人跌倒的应用及效果 [J]. 护理研究, 2016, 30(2):425.

[131] 孙革, 王安利. 两种不同健身方式对男性老年人智能生理年龄的影响 [J]. 北京体育大学学报, 2008, 31(8):1093-1095.

[132] YOUKHANA S, DEAN C M, WOLFF M, et al. Yoga-based exercise improves balance and mobility in people aged 60 and over: A systematic review and meta-analysis[J]. Age Ageing, 2016, 45(1): 21-29.

[133] FERNANDEZ-ARGUELLES EL, RODRIGUEZ-MANSILLA J, ANTUNEZ LE, et al. Effects of dancing on the risk of falling related factors of healthy older adults: a systematic review[J]. Arch Gerontol Geriatr, 2015(60):1-8.

[134] 中国工程建设标准化协会 . 健康住宅评价标准：T/CECS 462—2017 [S]. 北京：中国计划出版社，2017.

[135] 贾晨曦 . 既有住宅适老化改造策略探究 [D]. 四川：西南交通大学，2019.

[136] 周燕珉 . 老年住宅套内空间设计：卫生间篇 [J]. 住区，2011(05):106-115.

[137] 中华人民共和国住房和城乡建设部 . 老年人照料设施建筑设计标准：JGJ 450—2018[S]. 北京：中国建筑工业出版社，2018.

[138] 张哲，赵珍仪，刘旭晔，等 . 老年人居家环境致跌危险因素分析及防跌倒居家环境优化设计 [J]. 中国住宅设施，2016(Z3):36-42.

[139] 张迪 . 既存住区适老化改造设计与研究 [D]. 长沙：湖南大学，2016.

[140] 梅丹，姜杰，王晓锋，等 . 环境改善对老年人跌倒干预效果的评估 [J]. 伤害医学，2017, 6(4):14 -18.

[141] 赵新鹏 . 既有住区建筑改造的养老设施优化研究 [D]. 大连：大连理工大学，2019.

[142] 李振宁 . 论新型养老社区智能化工程关注重点 [J]. 建筑电气，2017(4):47-60.

[143] 泉幸甫 . 住宅设计师笔记 [M]. 北京：中国建筑工业出版社，2011.

[144] 周燕珉，程晓青，林菊英，等 . 老年住宅 [M]. 北京：中国建筑工业出版社，2018.

[145] HOPEWELL S, ADEDIRE O, COPSEY B J, et al. Multifactorial and multiple component interventions for preventing falls in older people living in the community[M]. New Jersey: John Wiley & Sons, Ltd, 2016.

[146] 曾英彤，伍俊妍，郑志华 . 美国药师协会药物治疗管理服务 [M]. 北京：中医药出版社，2018.

[147] American Geriatrics Society Beers Criteria Update Expert Panel. American geriatrics society 2019 updated AGS beers criteria for potentially inappropriate medication use in older adults ［J］. J Am Geriatr Soc, 2019, 67(4):674-694.

[148] 温璐平，吴海燕，元刚 . 老年人不适当处方筛查工具 (STOPP): 2014 年版 [J]. 2 版 . 中华老年医学杂志，2016(35):452-455.

[149] 中国老年保健医学研究会老年合理用药分会，中华医学会老年医学分会，中国药学会老年药学专业委员会 . 中国老年人潜在不适当用药判断标准 (2017 年版)[J]. 药物不良反应杂志，2018, 020(001):2-8.

[150] 赵靖平，施慎孙 . 精神分裂症防治指南 [M]. 2 版 . 北京：中华医学电子音像出版社，2015.

[151] ZIERE G, DIELEMAN J P. Selective Serotonin Reuptake Inhibiting Antidepressants Are Associated With an Increased Risk of Nonvertebral Fractures[J]. Journal of Clinical Psychopharmacology, 2008, 28(4):411-417.

[152] 中国睡眠研究会 . 中国失眠症诊断和治疗指南 [J]. 中华医学杂志，2017, 97(24): 1844-1855.

[153] 中国老年保健医学研究会老龄健康服务与标准化分会,《中国老年保健医学》杂志编辑委员会, 国家老年医学中心. 老年人慎用药物指南 [J]. 中国老年保健医学, 2018, 016(003): 19-23.

[154] 李邻峰. 抗组胺药在皮肤科应用专家共识 [J]. 中华皮肤科杂志, 2017, 50(6):393-396.

[155] 李凌江, 马辛. 中国抑郁障碍防治指南 [M]. 2 版. 北京 : 中华医学电子音像出版社, 2015.

[156] 张亚同, 车宁, 邱蕾. 中国老年人用药管理评估技术应用共识 (草案)[J]. 中国老年保健医学, 2019(04):16-19.

[157] 贾伟平. 中国 2 型糖尿病防治指南 (2017 年版)[J]. 中华医学会糖尿病学分会, 2017, 10(1): 4-6.

[158] 李婉珍, 区锦霞, 黄乐毅, 等. 个性化干预模式在老年住院患者药物相关性跌倒知行力中的应用研究 [J]. 伤害医学 (电子版), 2019(01):11-16.

[159] 中国红十字会总会. 救护师资教程 (一)[M]. 北京 : 人民卫生出版社, 2015.

[160] 王文焕. 老年人辅助器具应用 [M]. 北京 : 中国人民大学出版社, 2016.

[161] 李慧敏, 罗仕兰. 老年跌倒效能及害怕跌倒心理研究进展 [J]. 现代医药卫生, 2016, 32(20):3144-3147.

[162] FRIEDMAN S M, MUNOZ B, WEST S K, et al. Falls and fear of falling: which comes first? A longitudinal prediction model suggests strategies for primary and secondary prevention[J]. Journal of the American Geriatrics Society, 2010, 50(8):1329-1335.

[163] 吴佼佼, 马红梅, 廖春霞, 等. 害怕跌倒干预措施的研究进展 [J]. 中国医药导报, 2016(13):48.

[164] 毛翠. 国内外老年人害怕跌倒干预的研究进展 [J]. 中华现代护理杂志, 2018, 24(007): 865-868.

[165] HUANG T T,CHUNG M L,CHEN F R, et al. Evaluation of a combined cognitive-behavioural and exercise intervention to manage fear of falling among elderly residents in nursing homes[J]. Aging & Mental Health, 2016, 20(1):2-12.

[166] 罗椅民. 老年康复辅助器具师实务培训 [M], 北京 : 北京医科大学出版社, 2014.

[167] Australian commission on safety and quality in health care. Guidebook for preventing falls and harm from falls in older people[R]. Canberra: ACSQHC, 2009.

[168] XIA Q H, JIANG Y, NIU C J, et al. Effectiveness of a community-based multifaceted fall prevention intervention in active and independent older Chinese adults[J]. Inj Prev, 2009, 15(4): 248-251.

[169] 夏时畅. 健康教育与健康促进实务 [M]. 杭州 : 浙江科学技术出版社, 2019.

[170] 唐靖一, 吴绪波. 老年人跌倒风险评估与防治 [M]. 上海 : 上海科技教育出版社, 2018.

致 谢

感谢中国疾病预防控制中心慢性非传染性疾病预防控制中心王志会研究员，中国城市规划设计研究院魏维高级规划师，中华预防医学会健康传播分会崔伟副研究员，复旦大学公共卫生学院王书梅教授，首都体育学院运动科学与健康学院杨少峰教授，解放军总医院第七医学中心周荣斌教授，哈尔滨医科大学公共卫生学院特聘教授，乔治全球健康研究院田懋一荣誉高级研究员，浙江省宁波市疾控中心朱银潮主任医师，河北省石家庄市长安区疾控中心范志磊医师，浙江省宁波市东部新城社区卫生服务中心林高峰医师，河北省石家庄市长安区建安社区卫生服务中心温春玮医师，江苏省苏州市吴江区同里镇同里社区医院徐晓春医师等专家在《指南》编写过程中提出的宝贵意见。感谢科技部科技基础资源调查专项"我国区域人群气象敏感性疾病科学调查"（2017FY101200，2017FY101205）对本《指南》撰写的支持。